食事療法 おいしく続けるシリーズ

おかずレパートリー 胆石・胆のう炎・膵炎

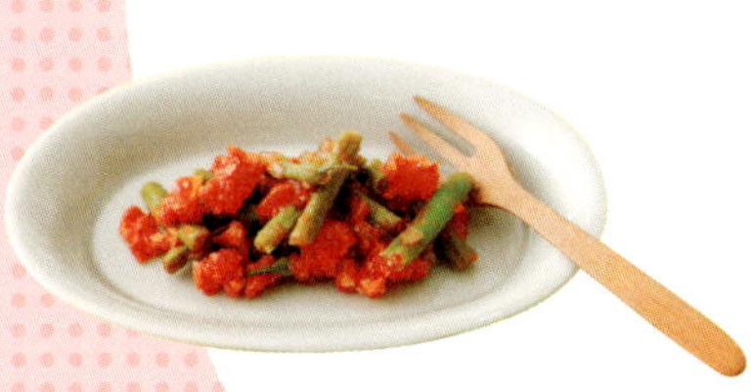

女子栄養大学出版部

はじめに

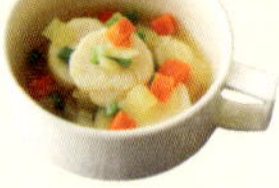
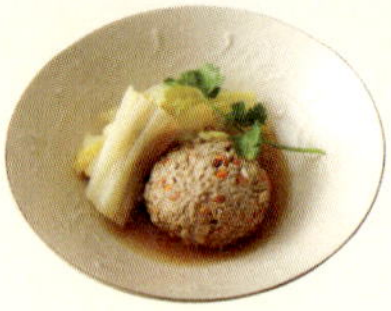

胆のうや膵臓の病気を抱えて、食生活に悩んでいませんか？
たしかに、胆石や膵炎などの胆のう・膵臓の病気では、
極端な脂肪制限食を栄養指導された時期がありました。
そのため患者さんの中には、もう一生、食生活を楽しむことなど
できなくなった、と嘆かれた方も多くいたのです。
しかしその後、栄養指導は大きく変化してきました。
胆石や膵炎という病名だけで一律に決めるべきではなく、
それぞれの病気で原因や症状、時期に応じて個別に栄養指導すべきだと
考えられるようになってきたのです。その結果、過去にいわれてきた
1日10g以下や25g以下とする厳しい脂肪制限食は、
重症の患者さんや急性発作で入院した患者さんだけのものとなってきました。
最近では、極端な脂肪制限食を長期的に続けると栄養不良をきたすため、
患者さんにとってむしろ好ましくないことも指摘されています。

ところが、こうした新しい情報や詳しい情報はなかなか患者さんには届きません。
「胆のう・膵臓病には脂肪制限食」の言葉が一人歩きし、
患者さんも入院中に病院で提供されたような食事を守らなくてはと、
退院後にも厳しい脂肪制限食を続けている方がいます。

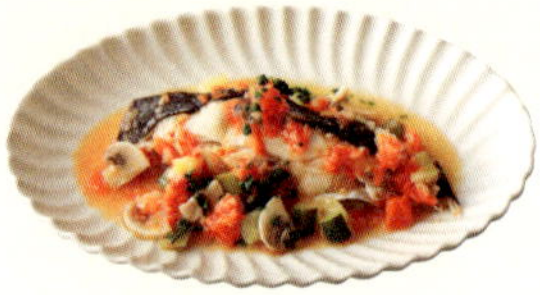

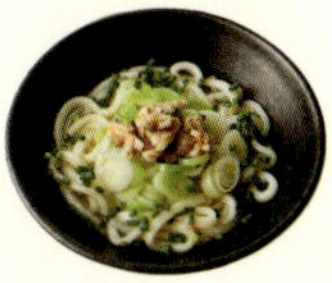
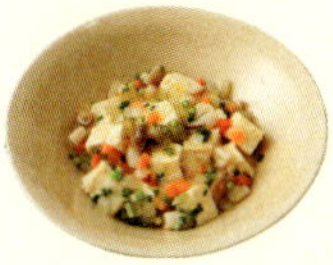
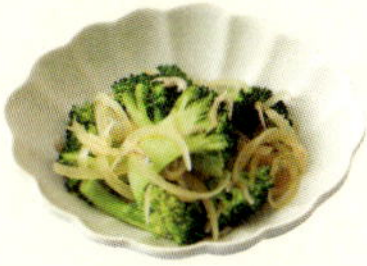

本書では胆のう・膵臓の病気を持つ、無症状から軽症で外来に通う患者さんや、
急性期をすぎて退院した後の患者さん向けに、
最近の学会のガイドラインに応じたゆるやかな脂肪制限食を
どのようにすればよいか、詳しく解説しています。
そして、栄養士さんの工夫が詰まったレシピを数多く紹介しています。

この程度の脂肪制限食でよいのかと驚かれるかもしれませんし、
食材や調理の工夫次第で、制限食でもこんなに豊かな食生活が
可能なんだと驚かれるかもしれません。
そのような人にこそ手にとってほしいというのが、私たちの願いです。
本書のレシピを参考に、ご自分で新たな工夫をすることもできるでしょう。
食生活はあくまでもプライベートなものです。
その人に合った食事は、ご自分や家族の工夫によって創り出されるのです。
病気を抱えていながらも、より豊かで、そして健康のためにもよい食生活を
楽しんでいただければと思います。

慶應義塾大学名誉教授　加藤眞三

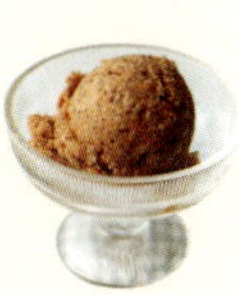

はじめに……2
この本の決まりごと……6

1章
胆石・胆のう炎・膵炎 病気と食事の基礎知識

胆石・胆のう炎ってどんな病気？……8
膵炎ってどんな病気？……10
食事で気をつけたいことは？……12
おもな食材の脂質量……14
脂質を減らすコツ、おいしく調理するコツは？……16
脂質とエネルギーをコントロール……18

2章
胆のう・膵臓に負担をかけないおかず

肉のおかず

トマトのひき肉詰め煮……20
肉だんごと白菜の中華風煮込み……22
牛しゃぶ和風サラダ……23
ささみの串焼き タンドリー風……24
ささみの酢豚風……25
豚肉とピーマンの山椒炒め……26
豚ヒレ肉のソテー マスタードソース……27

魚のおかず

キスの焼き南蛮漬け……28
アジのタルタル エスニック風……30
えびの焼き春巻き……31
ホタテ貝柱と長いものカレースープ煮……32
カレイのトマト蒸し煮……33
タラのグラタン……34
カジキのパン粉焼き……35
タイのみそ煮……36
サケの薬味おろし蒸し……37

野菜の小さなおかず

ブロッコリーのじゃこ炒め……38
ごぼうの梅煮……39
れんこんの含め煮……40
焼きなすとアスパラのおろしあえ……41
小松菜ともやしのからしあえ……41
いんげんのトマト煮……42
キャベツのコールスロー風……43
にんじんのヨーグルトサラダ……43

ピーマンとまいたけの酢みそあえ……44
山いもときゅうり、グレープフルーツのあえもの……45
もずくとセロリ、キウイの酢のもの……45
ほうれん草とえのきのおかかあえ……46
大根ときゅうりのなます……46
かぼちゃとツナのサラダ……47
トマトサラダ……47

豆腐・卵のおかず

マーボー豆腐……48
豆腐のトマト煮……49
豆腐田楽……49
カキとごぼうの卵とじ……50
平焼きオムレツ……51
中華風茶碗蒸し……51

あったか鍋・スープ

ねぎま鍋……52
れんこん入り鶏だんごのみぞれ鍋……53
ボルシチ風スープ……54
かぼちゃとトマトの冷製スープ……55
春菊とさつまいもの豆乳スープ……56
白菜とサケ缶のスープ……56
とろろ汁……57
中華風卵スープ……57

ごはん・麺・パン

サケとクレソンのチャーハン……58
里いもとタイの雑穀おかゆ……60
野菜たっぷり牛丼……61
ひよこ豆とトマトのリゾット……62
焼きサバの混ぜずし……63
あさりと長ねぎの煮込みうどん……64
蒸し鶏とレタスの汁ビーフン……65
チンゲン菜と豚肉のあんかけ焼きそば……66
つけ麺風カレーうどん……67
野菜たっぷりナポリタン……67
もずくと納豆のチヂミ……68
ツナチーズトースト……69

ノンオイルのたれ・ソース

豆腐のタルタルソース……70
トマトサルサソース……70
ねぎ塩レモンだれ……70
バジルパセリソース……71
チーズドレッシング……71
ごまだれ……71

かんたんデザート

コーヒーババロア……72
ブルーベリーチーズケーキ風……73
紅茶風味のアイスクリーム……74
かぼちゃとグレープフルーツのシャーベット……75

3章 脂質量別おかずの組み合わせ例

脂質1日10g以下（1300kcal前後）の献立……78
脂質1日15〜20g（1500kcal前後）の献立……80
脂質1日30〜35g（1800kcal前後）の献立……82
脂質1日40〜60g（1800kcal前後）の献立……84

先生、教えて！
胆石・胆のう炎・膵炎 なんでもQ&A……86

栄養成分値一覧……90
脂質量別INDEX……94

コラム
あると便利な調理道具……76

この本の決まりごと

●胆石・胆のう炎・膵炎の食事のポイント

・本書で紹介しているレシピは、退院後〜に対応したものです。病状や、体に合う食材・合わない食材には個人差があります。体調がすぐれないときは、医師や管理栄養士の指示に従って食事を調節してください。

・フライパンは、フッ素樹脂加工など、油をひかなくても食材がくっつきにくいものを使用しています。

・野菜は、特に記載のない限り、皮をむいて使用しています。

・食事のポイントや安心な食品の選び方については、P12〜も参考にしてください。

●レシピについて

・食品（肉、魚介、野菜、果物など）の重量は、特に表記のない場合は、すべて正味重量です。正味重量とは、皮、骨、殻、芯、種など、食べない部分を除いた、実際に口に入る重量のことです。

・材料の計量は、標準計量カップ・スプーンを使用しました。1カップ＝200㎖、大さじ1＝15㎖、小さじ1＝5㎖、ミニスプーン1＝1㎖です。

・電子レンジは600Wのものを使用しました。お使いの電子レンジのW数がこれより小さい場合は加熱時間を長めに、大きい場合は短めにして、様子をみながら加減してください。

・だし汁は昆布やカツオ節でとったものを使用しました。市販のだしの素を使用する場合は、パッケージの表示通りに薄めてお使いください。

1章

胆石・胆のう炎・膵炎
病気と食事の基礎知識

日本人の食生活に脂質が増えてきたことで、胆のうや膵臓の病気は増加しています。ところがこの2つの臓器は体の奥の方にあり、なかなか病気に気づかないこともしばしば。胆石や胆のう炎、膵炎にかかってしまったら、まずはその臓器と病気について正しく知り、上手にコントロールするための食生活のポイントを押さえておくことが大切です。それが病気とつきあいながら豊かな食生活を送るための第一歩です。

A 胆石・胆のう炎ってどんな病気？

コレステロールによる結石が詰まって、炎症を起こします

胆石・胆のう炎のメカニズム

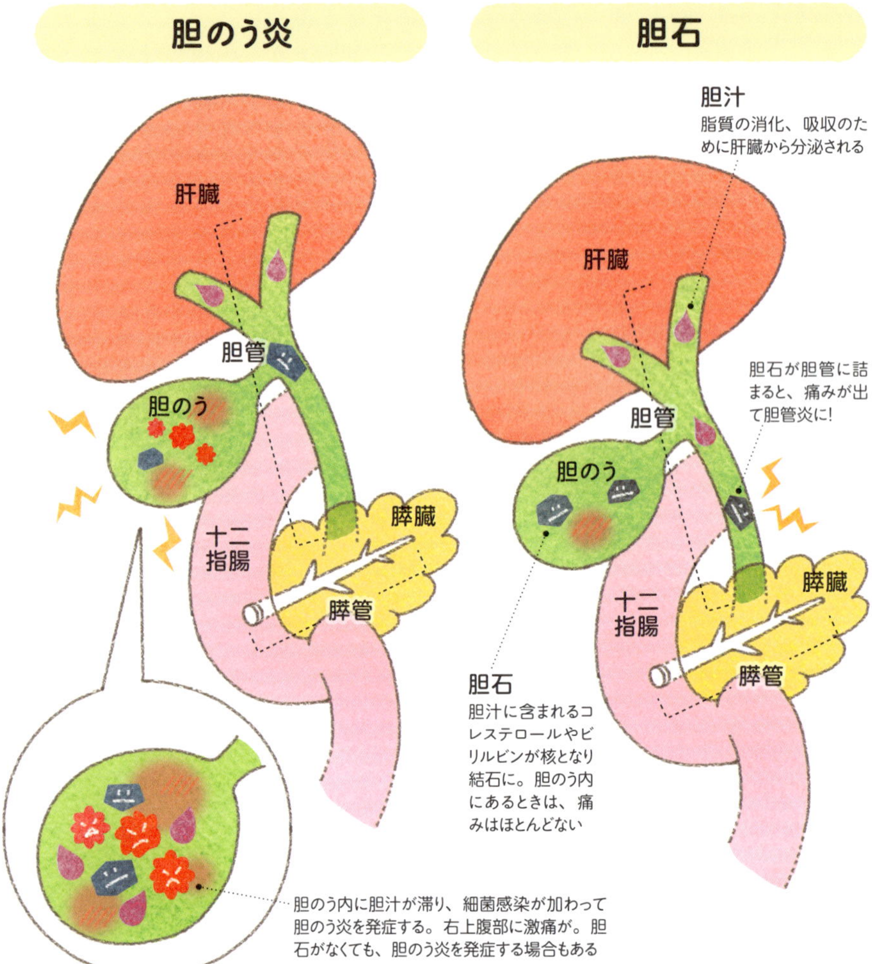

胆のう炎
胆石
肝臓
胆管
胆のう
十二指腸
膵臓
膵管
胆のう内に胆汁が滞り、細菌感染が加わって胆のう炎を発症する。右上腹部に激痛が。胆石がなくても、胆のう炎を発症する場合もある
胆汁
脂質の消化、吸収のために肝臓から分泌される
胆石が胆管に詰まると、痛みが出て胆管炎に！
胆石
胆汁に含まれるコレステロールやビリルビンが核となり結石に。胆のう内にあるときは、痛みはほとんどない

男性に増えている胆石
細菌感染を起こす場合も

胆のうは、右の肋骨の裏側に位置する、なすのような形をした臓器です。脂質の消化を助ける胆汁を濃縮して貯留し、食事をすると十二指腸に胆汁を流出させる、食べ物の消化には不可欠な役割を果たします。

肝臓で作られた胆汁が流れる管を胆管と言いますが、胆石は、胆のうや胆管に「結石」と呼ばれる石のようなものができてしまう病気です。胆石ができても、場所によっては症状が出ることはありません。しかし、結石が管に詰まってしまうとけいれんが起き、痛みが出ます。かつては女性に多い病気とされていましたが、２０１３年の

統計では男女比が逆転、むしろ男性に多いことが明らかになりました。

胆石が胆のうの出口の細い部分に詰まると、強い痛みが出ます。これが急性胆のう炎です。放っておくと細菌感染などが起こりやすく、発熱、右上腹部の痛み、黄疸が主な症状として現れます。胆石がなくても、細菌感染や炎症を起こす場合があり、これも急性胆のう炎です。

胆のうに慢性的に炎症が起きている状態を慢性胆のう炎と言います。炎症によって胆のうの壁が厚くなってしまったもので、右上腹部の鈍い痛み、腹部膨満感などの軽い症状が出る場合がほとんどです。

脂質の多い食事が原因 高齢者は死亡例も

胆石は、胆汁に含まれるコレステロールやビリルビンが核になってかたまって形成されます。脂質の多い食事によって胆汁内のコレステロールが増えることが胆石を作る原因となります。また不規則な食生活で、胆のうの収縮が規則的に起きないことも、原因のひとつとなります。さらに妊娠、肥満、急激な体重の減少、経静脈栄養なども胆石形成のリスクとなります。

石灰化のない無症状の胆石であれば、経口剤で胆石を溶かす治療を行いながら、経過観察となりますが、痛みがある場合は、胆のうを切除する手術や、内視鏡を使って十二指腸側に胆のうを引っ張り出す治療を行う場合もあります。

急性胆のう炎は、急激に悪化する場合もあります。特に高齢者は全身に細菌がまわる敗血症などにより、意識障害が出たり、ショック症状（血圧や尿量の変化）をきたして死亡する例も多くあります。急性胆のう炎と診断されたらすぐに入院し、治療を行うことになります。慢性胆のう炎の場合は、症状が強く出るといった場合以外は、多くの場合は治療をせずに経過観察となります。

胆石・胆のう炎の治療と経過

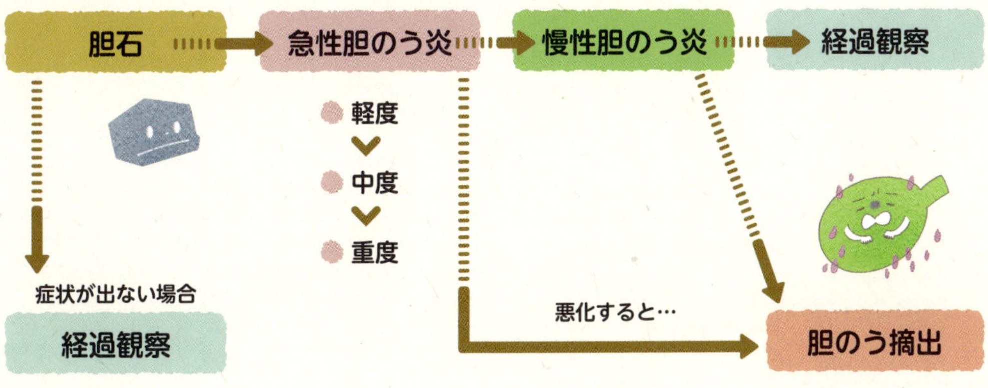
胆石
急性胆のう炎
慢性胆のう炎
経過観察
軽度
中度
重度
症状が出ない場合
経過観察
悪化すると…
胆のう摘出

A 膵炎ってどんな病気？

消化酵素を含む膵液が、自分の膵臓を消化して起こる病気です

急性膵炎・慢性膵炎のメカニズム

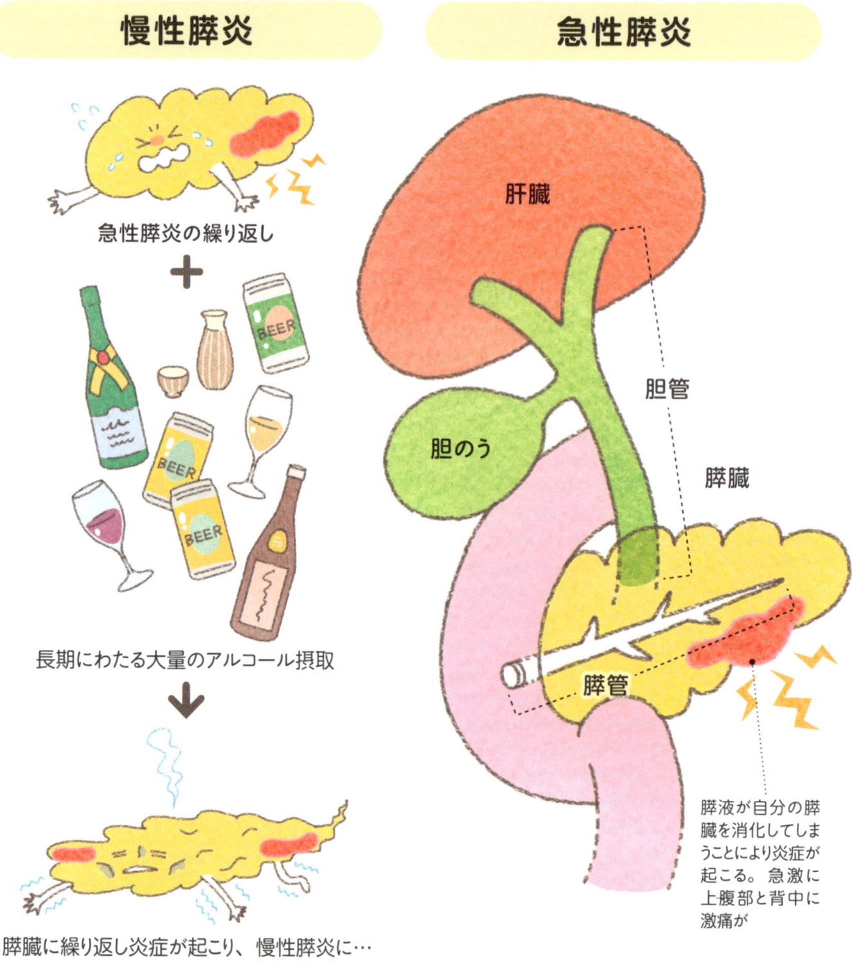
慢性膵炎
急性膵炎
急性膵炎の繰り返し
BEER
長期にわたる大量のアルコール摂取
膵臓に繰り返し炎症が起こり、慢性膵炎に…
肝臓
胆管
胆のう
膵臓
膵管
膵液が自分の膵臓を消化してしまうことにより炎症が起こる。急激に上腹部と背中に激痛が

上腹部の強い痛みが背中まで広がる膵炎

膵臓は胆のうと同様、食べ物を消化するのに欠かせない臓器のひとつ。胃の後ろ側にあり、各種の消化酵素を含む膵液を分泌する働きをしています。インスリン、グルカゴンといったホルモンも産生します。

膵炎は、本来食べ物を消化する消化酵素が、自分の膵臓を消化してしまうために起こる病気です。膵炎には、急性膵炎と慢性膵炎があります。

急性膵炎は、急激に上腹部に強い痛みが起こります。おなかが板のようにかたくなるのも急性膵炎の特徴。痛みはだんだん背中や左肩にも広がり、吐き気、嘔吐を伴うこともあります。

慢性膵炎も自分の膵臓を消化することで起こりますが、その起こり方が徐々に起こるのが急性との違いです。上腹部の痛み、特にアルコールや脂質の摂取で痛みが強くなることがあります。だんだん膵臓の機能が落ちていくので、消化不良に伴う下痢、脂肪便、体重の減少、糖尿病の症状が出ることもあります。

おもな原因はアルコールの多飲 胆石によるものも

膵炎の原因のおもなものは、アルコールの過剰摂取と胆石です。特に男性は、長期にわたって大量のアルコールを摂取することによる膵炎が、半数以上を占めています。女性は、相対的にはアルコール性の膵炎は少なく、胆石によるものがおよそ3分の1を占めています。慢性膵炎はアルコールが原因となる場合が多く、胆石が原因となることは少ないのですが、原因のよくわからない突発性の膵炎が見られることもあります。

アルコール性なら断酒は必須 生活改善も重要に

急性膵炎は軽い腹痛程度でおさまるものと、全身に炎症が広がる重症のものがあります。重症膵炎であれば、集中治療ができる病院への入院、加療が必要です。胆石性の膵炎の場合は、原因となる胆石を取り除くことで治りますが、アルコールが原因の場合は、断酒することが重要です。慢性膵炎は長期間にわたって炎症が続くため、徐々に膵臓の機能が荒廃してきます。おなかの痛みが繰り返される初期の代償期から移行期にかけては治療で膵臓の機能は維持されていますが、さらに症状が進み、体重の減少が見られる非代償期になると、インスリンや消化酵素を補うことが必要となります。代償期のうちに、痛みのコントロールと同時に、断酒や脂質を制限した食事療法、生活改善をすることが大切です。

慢性膵炎の進行と治療

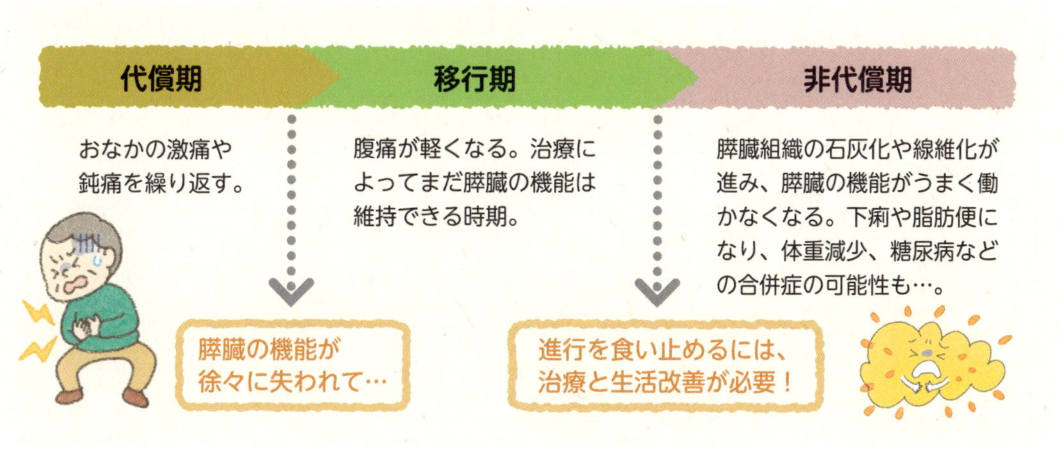
代償期
移行期
非代償期
おなかの激痛や
鈍痛を繰り返す。
腹痛が軽くなる。治療に
よってまだ膵臓の機能は
維持できる時期。
膵臓組織の石灰化や線維化が
進み、膵臓の機能がうまく働
かなくなる。下痢や脂肪便に
なり、体重減少、糖尿病など
の合併症の可能性も…。
膵臓の機能が
徐々に失われて…
進行を食い止めるには、
治療と生活改善が必要！

食事で気をつけたいことは？

A 規則正しく、胆のう、膵臓に負担をかけない食事が大切

朝食抜きはNG 腹八分目を心がけて

胆石、胆のう炎、膵炎と診断された場合でも、基本となるのは朝、昼、晩の規則正しい食事です。特に胆石の場合は、食事をとらない時間が長く続くと、定期的な胆のうの収縮がなく、胆石ができやすくなってしまいます。朝食を抜くことは避けましょう。

健康を保つ食事として減塩も大切です。日本人の食塩摂取量の平均は男性で1日11g、女性で9gですが、厚生労働省による1日の塩分目標量は男性7.5g未満、女性6.5g未満。意識的に減塩を心がけましょう。

胆のうや膵臓の機能が低下しているため、胆のうや膵臓に負担をかけない食事をすることも重要です。暴飲暴食はもちろんNG。腹八分目を心がけましょう。

消化のよいものを選んでよくかむことも大事

消化の悪いものは、胃の中にとどまる時間が長く、その結果胆汁や膵液の分泌を促進させるため、胆のう、膵臓への負担が大きくなります。できるだけ消化のよい食材を選びましょう。よくかんで食べることも忘れずに。消化がよいということは、胃滞留時間が短く、刺激となる大量の胃酸の分泌を促すことがないということ。三大栄養素では、炭水化物よりもたんぱく質、たんぱく質よりも脂質のほうが胃滞留時間は長くなります。刺激の強い香辛料

こんな食事がオススメです

減塩
だしのうまみや
酸味を生かして、
減塩でもおいしく。

食物繊維
便秘を解消し、
コレステロールの
排出を助ける。

低脂質
コレステロールと
エネルギーをカット。
→P14～15もチェック。

消化のよいもの
胆のうや膵臓への
負担を軽減。
よくかむことも大事。

消化しにくいものを食べると…

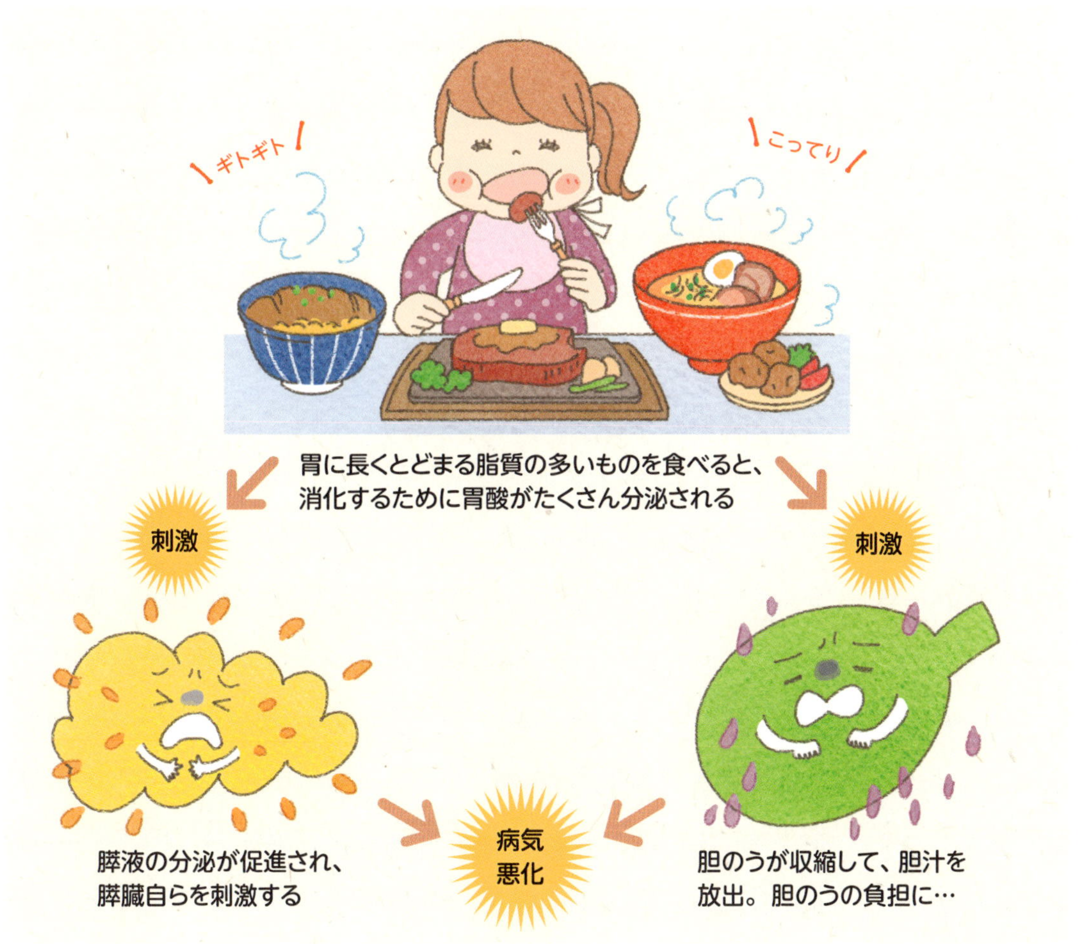
ギトギト
こってり
胃に長くとどまる脂質の多いものを食べると、
消化するために胃酸がたくさん分泌される
刺激
刺激
膵液の分泌が促進され、
膵臓自らを刺激する
病気
悪化
胆のうが収縮して、胆汁を
放出。胆のうの負担に…

もできるだけ避けたいところです。

コレステロール、脂質を制限 食物繊維は積極的に

高コレステロール食も胆石の原因のひとつです。肉や魚の内臓（レバー、あん肝など）、卵（鶏卵、タラコなど）はコレステロールを多く含みます。

食物繊維は便秘の解消やコレステロール低下の働きがありますから、しっかりとりましょう。野菜や海藻類のほか、果物にも食物繊維は豊富です。

脂質は前述の通り、胃にとどまる時間が長く、胆のう、膵臓への負担が大きいもの。エネルギーも高く、胆石や膵臓がんのリスクを高める肥満を招きがちですからコントロールが必要です。

とはいえ、極端な制限は栄養バランスを悪くすることにもつながります。症状に合わせてゆるやかに脂質の制限をすることが大切です。１日の摂取目安量については、担当医師に確認し、18ページを参考にしてください。

おもな食材の脂質量

食材の脂質量を知って、かしこく選びましょう

肉

部位によって脂質量が大きく違うので、上手に選ぶことが大切です。
鶏肉は皮を除くことでも脂質がカットできます。

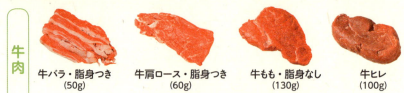

牛肉

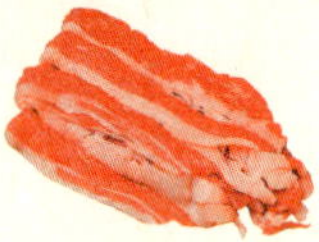
牛バラ・脂身つき
(50g)
19.7g
→
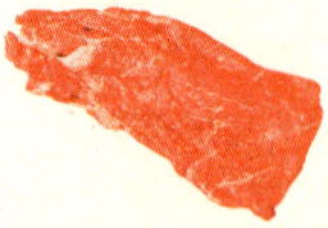
牛肩ロース・脂身つき
(60g)
15.8g
→

牛もも・脂身なし
(130g)
12.9g
→

牛ヒレ
(100g)
11.2g

豚肉

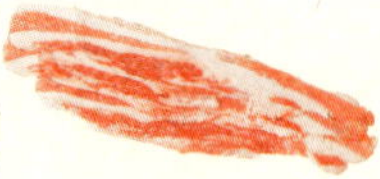
豚バラ・脂身つき
3枚(60g)
21.2g
→
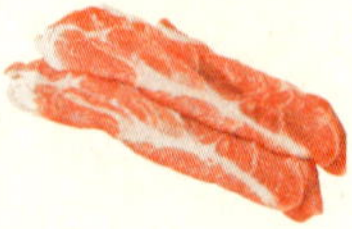
豚肩ロース・脂身つき
2枚(60g)
11.5g
→
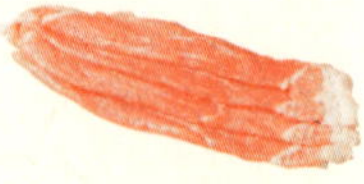
豚もも・脂身つき
(100g)
10.2g
→
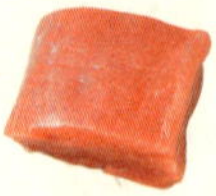
豚ヒレ
(80g)
3.0g

鶏肉

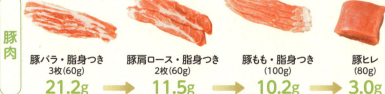

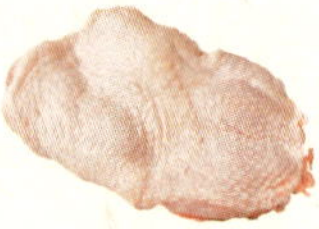
鶏もも肉・皮つき
1枚(210g)
29.8g
→
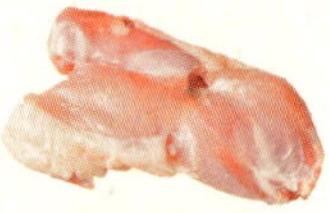
鶏もも肉・皮なし
1枚(200g)
10.0g
→
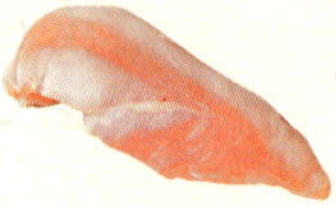
鶏むね肉・皮なし
1枚(190g)
3.6g
→
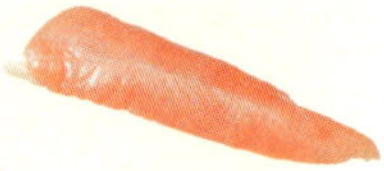
鶏ささみ
1本(50g)
0.4g

ハム・ベーコン

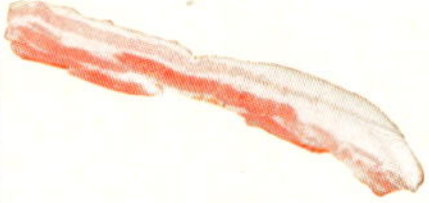
ベーコン
1枚(18g)
7.0g
→
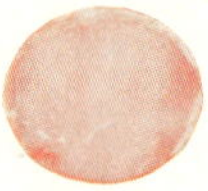
ロースハム
2㎜厚さ1枚(15g)
2.1g
→
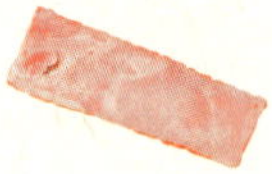
ショルダーベーコン
1枚(10g)
1.2g
→
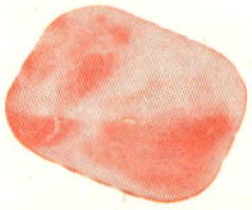
ボンレスハム
2㎜厚さ1枚(20g)
0.8g

大豆製品

ヘルシー食材の代表・豆腐や大豆製品にも実は脂質が含まれます。
豆腐は木綿よりも絹ごしのほうが水分が多いため、低脂質です。

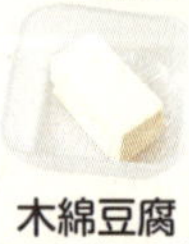
木綿豆腐
1/3丁(100g)
4.2g

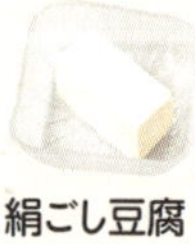
絹ごし豆腐
1/3丁(100g)
3.0g

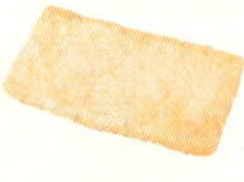
油揚げ
1枚(20g)
6.9g

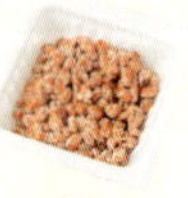
納豆
1パック(50g)
5.0g

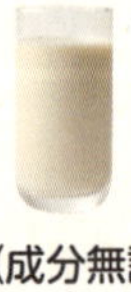
豆乳(成分無調整)
200㎖(210g)
4.2g

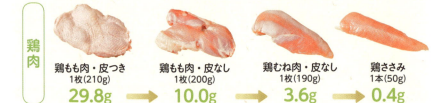

魚介類

ホタテやえび、イカなどは低脂質で高たんぱくの優秀食材。
青魚の脂質は不飽和脂肪酸。1日の摂取量の範囲なら食べてもOKです。

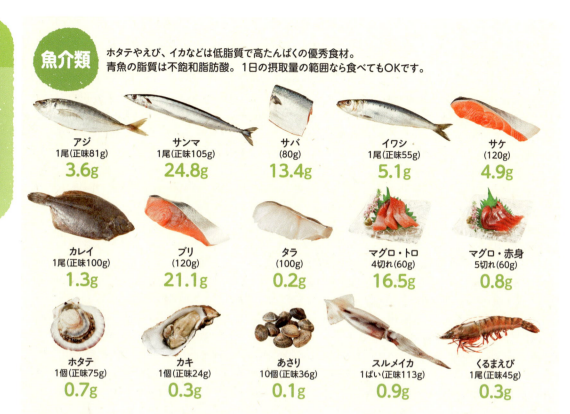

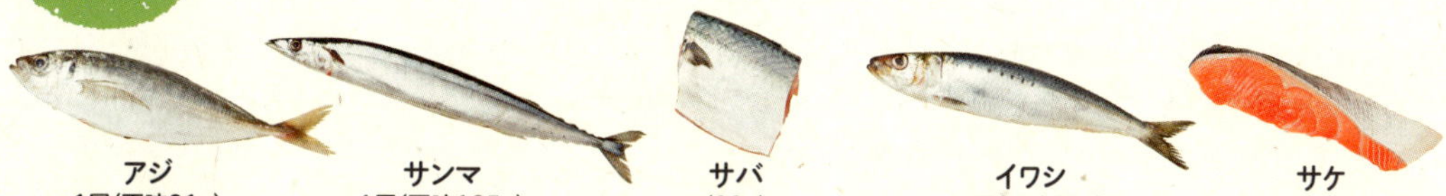

アジ
1尾（正味81g）
3.6g

サンマ
1尾（正味105g）
24.8g

サバ
（80g）
13.4g

イワシ
1尾（正味55g）
5.1g

サケ
（120g）
4.9g

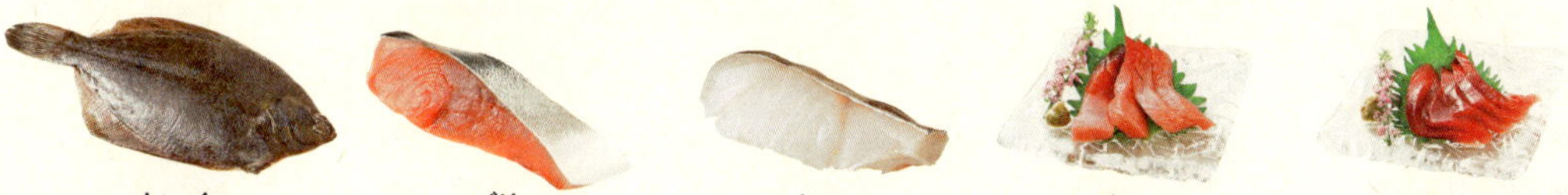

カレイ
1尾（正味100g）
1.3g

ブリ
（120g）
21.1g

タラ
（100g）
0.2g

マグロ・トロ
4切れ（60g）
16.5g

マグロ・赤身
5切れ（60g）
0.8g

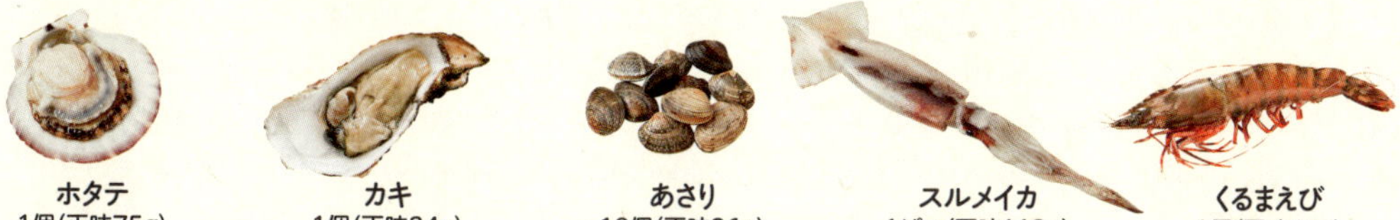

ホタテ
1個（正味75g）
0.7g

カキ
1個（正味24g）
0.3g

あさり
10個（正味36g）
0.1g

スルメイカ
1ぱい（正味113g）
0.9g

くるまえび
1尾（正味45g）
0.3g

穀類

消化のいいエネルギー源ですが、パンやうどんには脂質や塩分が含まれます。
ごはんは症状によってはおかゆにするなど、消化をよくする工夫を。

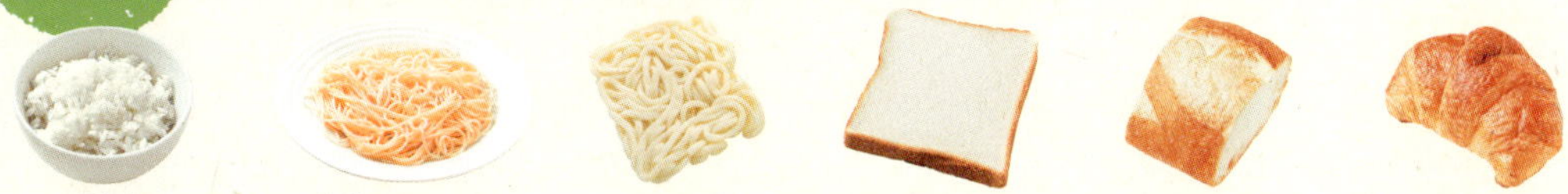

ごはん
茶碗1杯（150g）
0.5g

スパゲッティ・ゆで
（240g）
2.2g

ゆでうどん
1袋（180g）
0.7g

食パン
6枚切り1枚（60g）
2.6g

フランスパン
6㎝（50g）
0.7g

クロワッサン
1個（30g）
8.0g

乳製品

牛乳やクリーム類の多用は動物性脂質のとりすぎにつながるので注意。
無脂肪ヨーグルトや低脂肪チーズを上手に取り入れましょう。

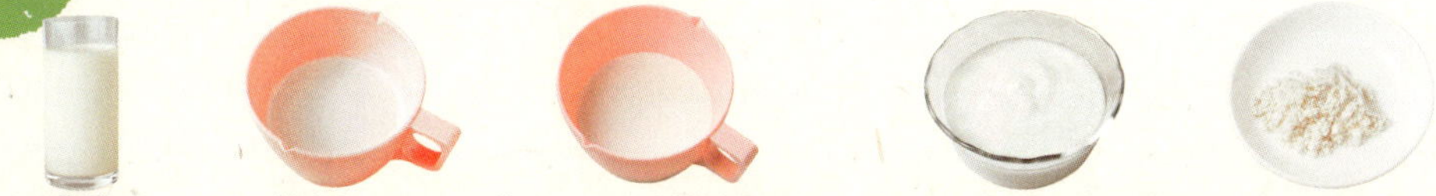

牛乳
200㎖（210g）
8.0g

生クリーム
1/4カップ（50g）
22.5g

生クリーム・植物性脂肪
1/4カップ（50g）
19.6g

プレーンヨーグルト・無糖
（100g）
3.0g

パルメザンチーズ
大さじ1（6g）
1.8g

＊文部科学省『日本食品標準成分表2015年版（七訂）』にもとづいて算出

脂質を減らすコツ、おいしく調理するコツは？

A 食材選びと調理の工夫で脂質をカット。＋αでコクを補います

1 脂質の少ない食品を選ぶ

同じ肉でも、部位によって脂質量は変わります。バラ、ロースより、もも、ヒレを選びましょう。ハムやベーコンなどの加工品も要注意。栄養成分表示を見て、脂質量をしっかりチェックする習慣をつけましょう。白身魚や鶏ささみは低脂質のおすすめ食材です。

→ おもな食材の脂質量はP14へ

市販品は栄養成分表示をチェック！

栄養成分表示（100gあたり）

エネルギー	110kcal
たんぱく質	4.7g
脂質	5.4g
炭水化物	12.3g
ナトリウム	330mg

ここをチェック

2 肉の脂身や皮は除く

脂身のある肉なら、脂身の部分を切り落として使いましょう。鶏肉は皮をはぎ取ることで、脂質とエネルギーをぐっと減らすことができます。魚の脂肪はEPAやDHAなど体にいい脂肪酸も含まれますので、1日の摂取量の範囲内で上手にとってください。

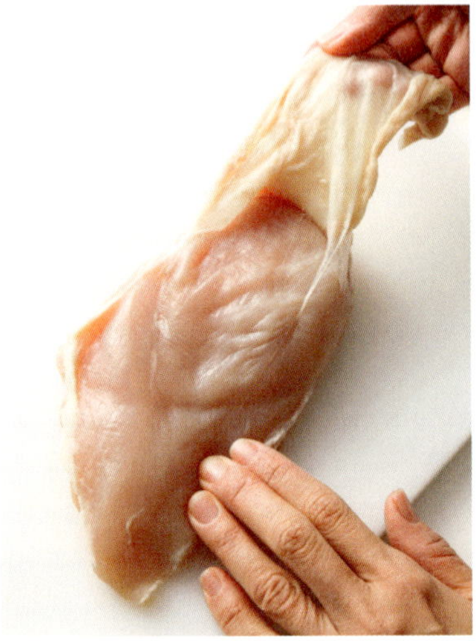

→鶏肉は皮をはがすとぐっと脂質量を減らすことができる

3 揚げずに、焼く

大量の油を使う揚げものは避けたい料理。南蛮漬けや春巻きなどは、魚焼きグリルや焼き網でこんがり焼いて、揚げ油の脂質をカットしましょう。肉や魚の脂もほどよく落ちて、脂質とエネルギー量を減らせます。

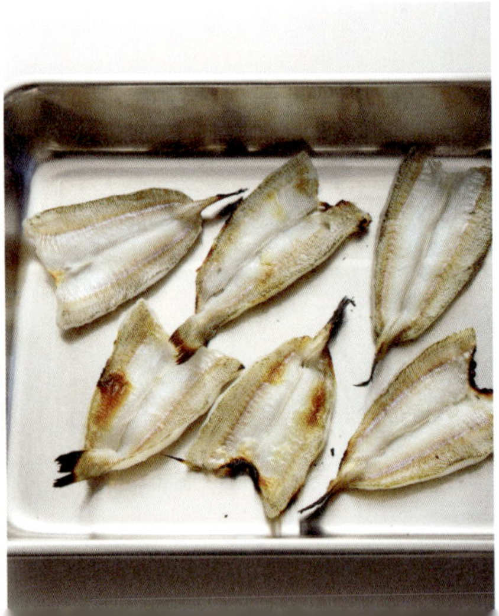

←揚げずに焼くことで、南蛮漬け（→P28参照）や春巻き（→P31参照）などの料理も楽しめる

4 ゆでて脂を落とす

炒めるには炒め油が必要になりますが、ゆでる、蒸すといった調理法なら、炒め油を省略できるうえ、上手に食材の脂を落とせておすすめです。炒めものを食べたいときは、あらかじめ下ゆでして火を通しておきましょう。炒め時間を短縮できるため、ごく少量の油で調理できます。

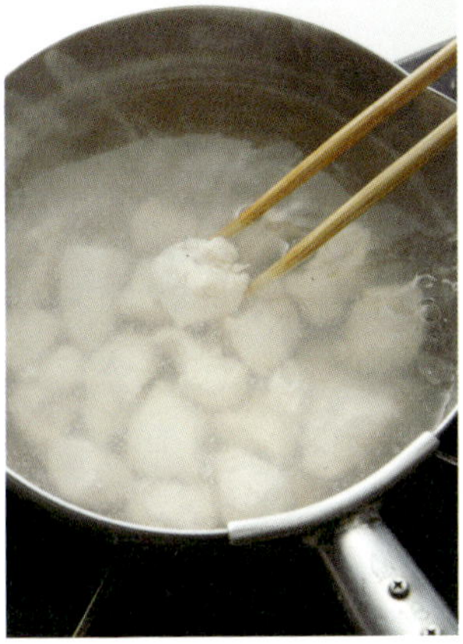

↑ゆでれば調理のための油が省略でき、食材の余分な脂も落とせる

5 食感や香りにアクセントを

脂の少ない食材、油を使わない調理はどうしてもコクが足りなくなりがち。香味野菜やかんきつで香りをプラスしたり、食感に変化をつけてもの足りなさを補いましょう。肉や魚にからいりしたパン粉をまぶして焼くと、油を使わなくても揚げもののような香ばしさや食感が楽しめます。

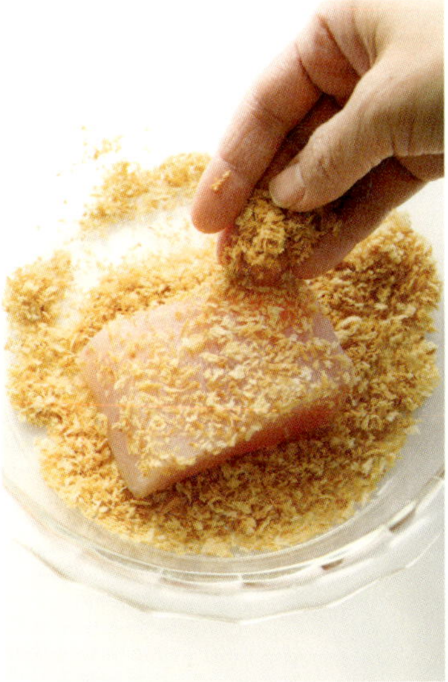

↑パン粉焼き（→P35参照）なら、揚げもののような食感と香ばしさが楽しめる

6 野菜のうまみを利用する

たっぷりの野菜を料理に組み込むことで、うまみやボリュームをアップ。肉が少なかったり、油を使わない料理のもの足りなさをカバーできます。軽くとろみをつけて、しっかりと味をからませるのも、満足度を上げるポイントになります。

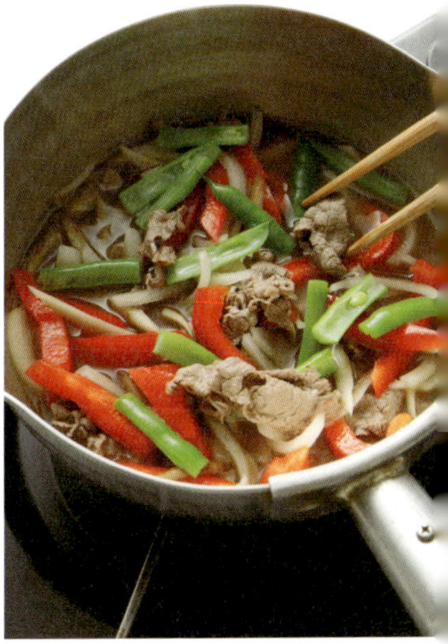

→肉の量をぐっと減らしても、たっぷりの野菜と合わせれば満足の味わい＆食べごたえに

7 ノンオイルのたれ・ソースを用意する

市販のドレッシング類の多くは高脂質。たれやソース類は手作りしておくと、シンプルに焼いた肉や魚、ゆでた野菜などにかけるだけで、手軽に脂質をカットできます。野菜やカッテージチーズ、無脂肪のヨーグルト、豆腐などを上手に使えば、味わいのバリエーションも広がります。

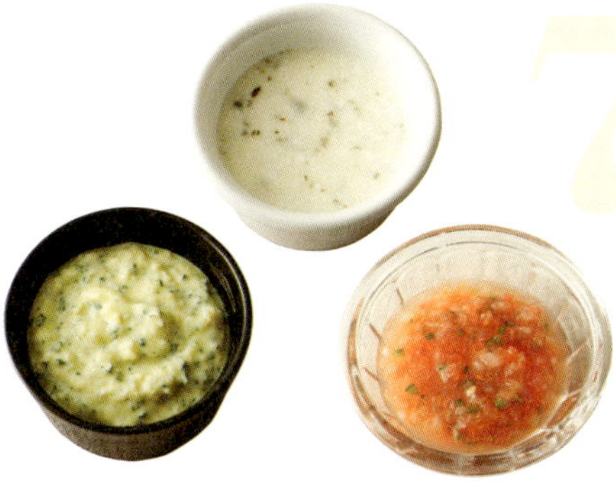

→ たれ・ソースのレシピはP70へ

脂質とエネルギーをコントロール

病状に合わせて目安量を知り、日々の食事の参考に

病気の症状に合わせて摂取量をコントロール

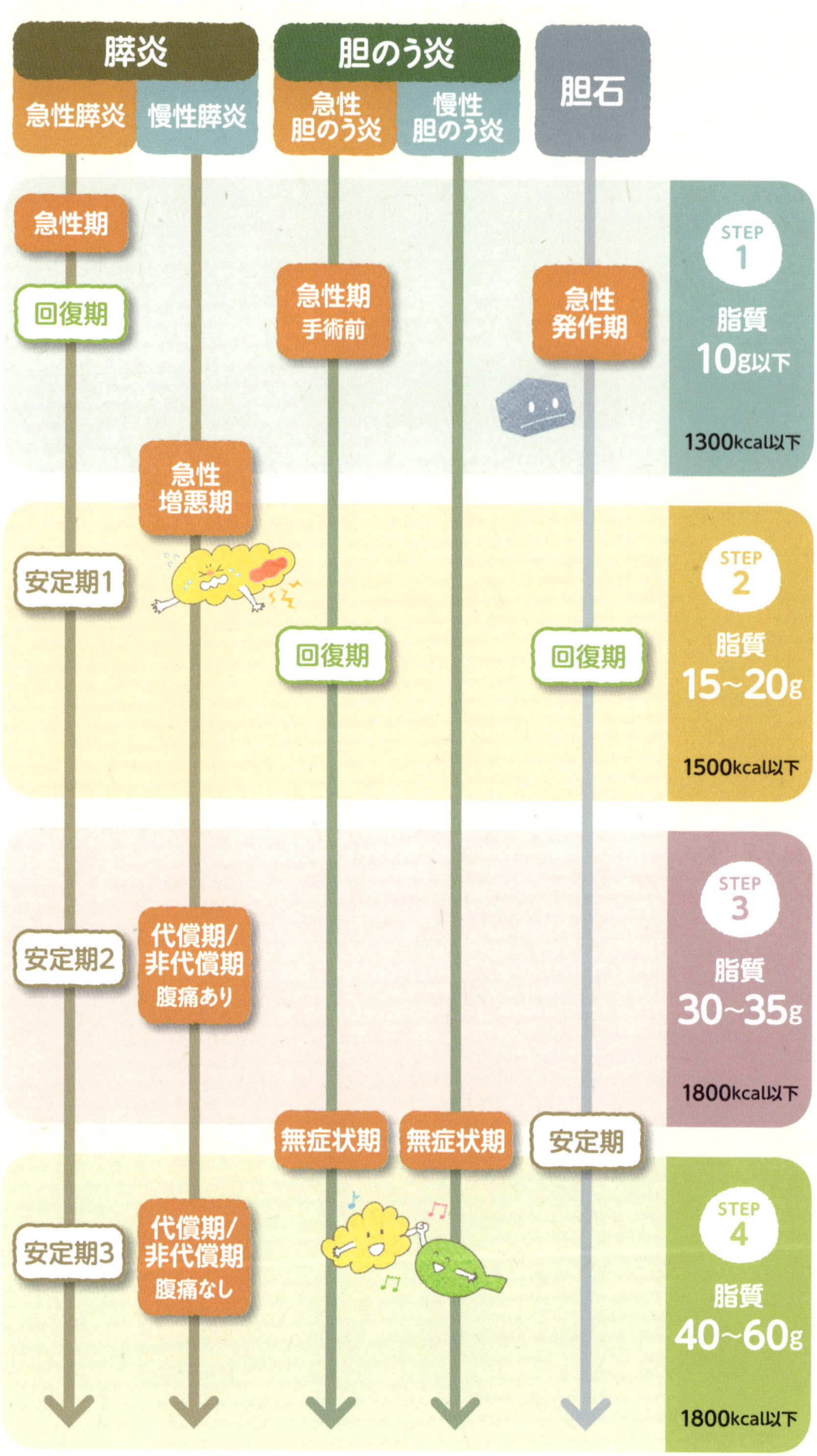

2章

胆のう・膵臓に 負担をかけない おかず

胆石や胆のう炎、膵炎を改善するには、食生活のコントロールが必要です。病気の進行を抑え、再発させないためにまず大事なのは、脂質を制限すること。食材が含む脂肪、調理に使う油をできるだけ減らしつつ、低脂質に由来する「パサつきがち」「コクがない」といった欠点を補い、おいしく食べるための工夫が凝らされたレシピを考えました。肉、魚料理からごはんもの、デザートまで幅広く紹介しています。

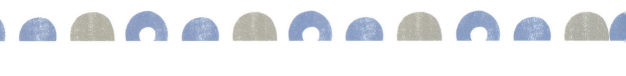

肉のおかず

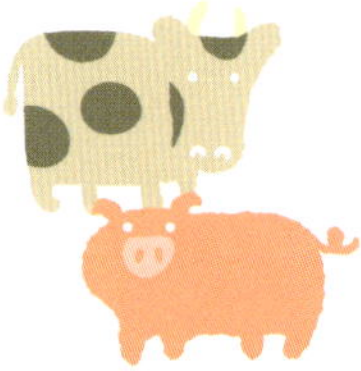

肉は良質なたんぱく源ですが、脂肪が多いのがたまにきず。
脂肪の少ない部位を選んだり、
余分な脂や皮を除いてから調理しましょう。
脂肪が少ないとパサつきがちですが、たっぷりの野菜と合わせたり、
食感や香りをプラスするなどの工夫でおいしく食べられます。

トマトのひき肉詰め煮

たっぷりのパセリで風味豊かに

材料（1人分）

	トマト	小3個（200g）
	豚ももひき肉	50g
	玉ねぎ	⅛個（25g）
	パセリ（みじん切り）	大さじ2
A	塩	ミニスプーン¼
	こしょう	少量
	にんにく（みじん切り）	少量
B	水	¼カップ
	ローリエ	¼枚

作り方

1 玉ねぎはみじん切りにし、ひき肉、Aと混ぜる。
2 トマトはヘタをとり、中身をスプーンでくりぬき（中身もとっておく）、1を詰める。
3 鍋に2とB、トマトの中身を入れて煮立て、ふたをして弱火で12～13分煮る。パセリを加えてひと煮する。

1人分　エネルギー 125kcal　脂質 3.3g　塩分 0.3g

低脂質でもおいしく！

ひき肉は脂質の少ないもも肉を使いましょう。トマトに詰めて煮ることで肉が少なくてもボリューム感が出ます。トマトをくりぬいた中身も一緒に煮て、うまみを生かします。

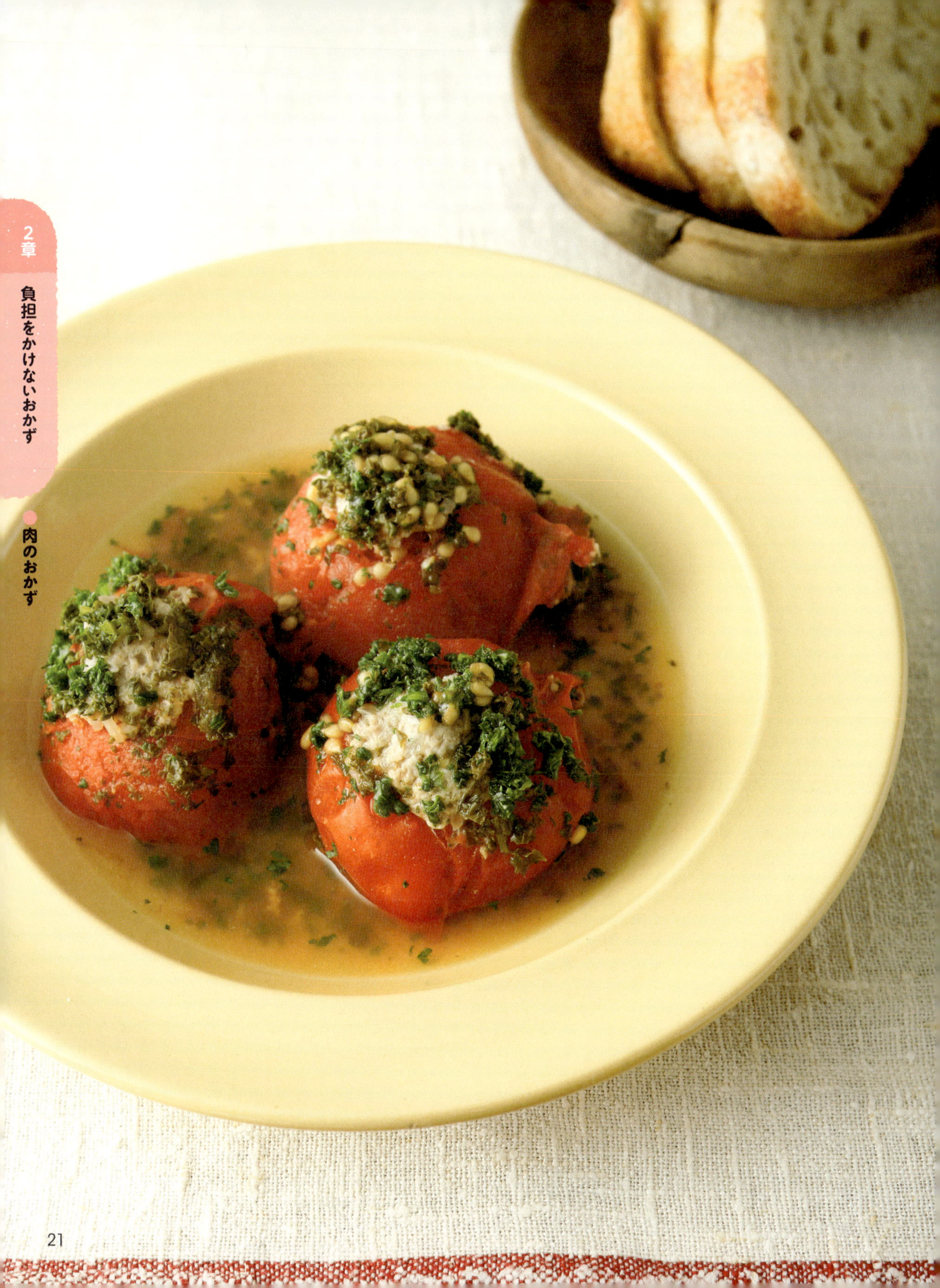

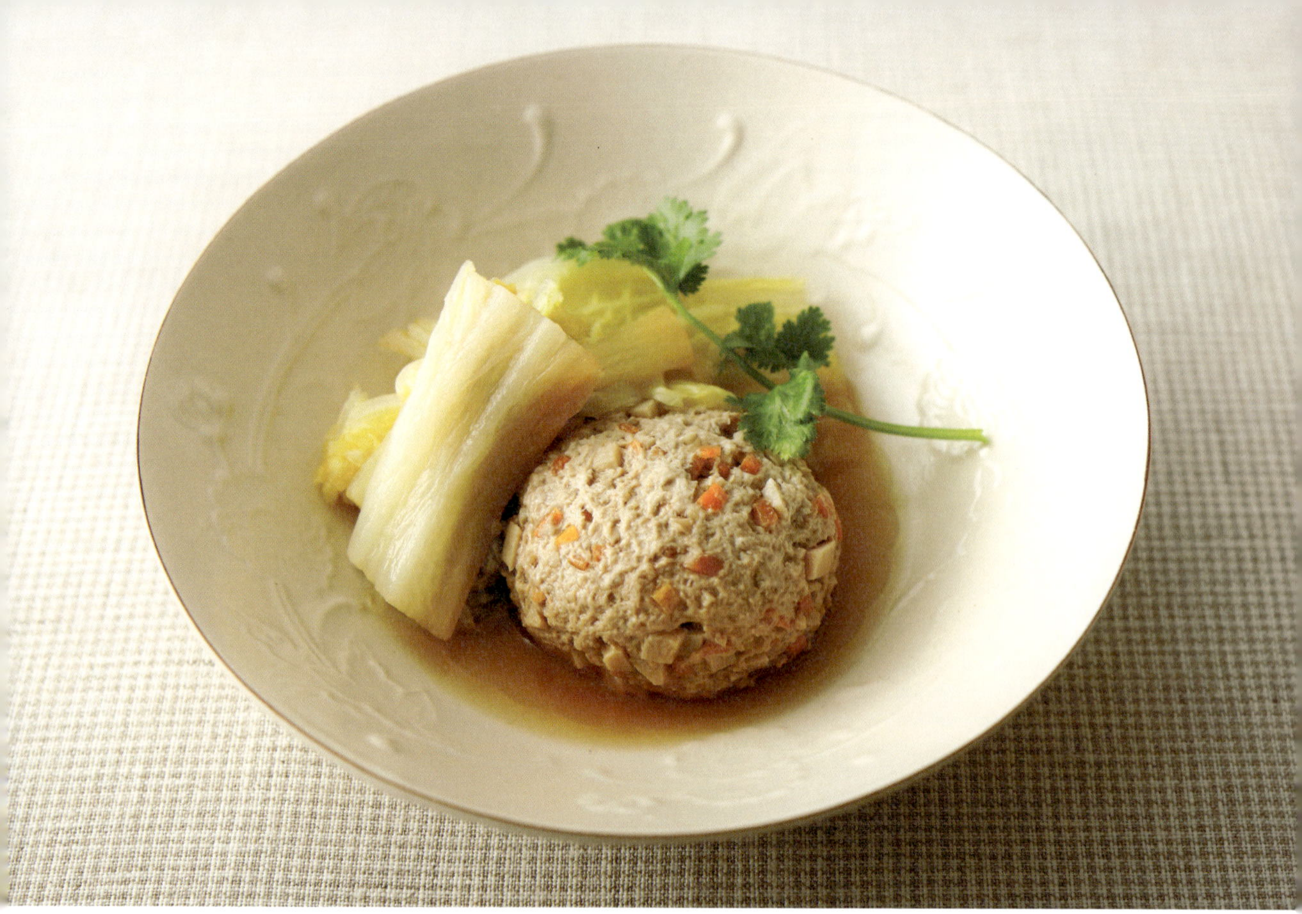

大きくまとめてボリュームも満点

肉だんごと白菜の中華風煮込み

材料（1人分）

白菜		2枚（150g）
豚ももひき肉		50g
たけのこ（水煮）		15g
にんじん		10g
A	おろししょうが	小さじ¼
	塩	ミニスプーン¼
	こしょう	少量
B	水	80mℓ
	しょうゆ	小さじ½
	しょうが（薄切り）	1枚
香菜		少量

作り方

1 たけのこ、にんじんは粗みじん切りにし、たけのこはさっとゆでる。白菜は大きめのざく切りにする。
2 ひき肉にたけのこ、にんじん、Aを加え混ぜ、丸める。
3 鍋にBを煮立て、2を加え、白菜をのせる。ふたをして再び煮立ったら弱火で15分ほど、白菜がくったりするまで煮る。器に盛り、香菜を添える。

低脂質でもおいしく！

肉だんごにたけのこやにんじんをたっぷりと混ぜ込むことで、脂質を含む肉の量を減らしつつ、食べごたえをアップ。コレステロールを下げる食物繊維もしっかりとれます。

1人分　エネルギー 106kcal　脂質 3.2g　塩分 0.8g

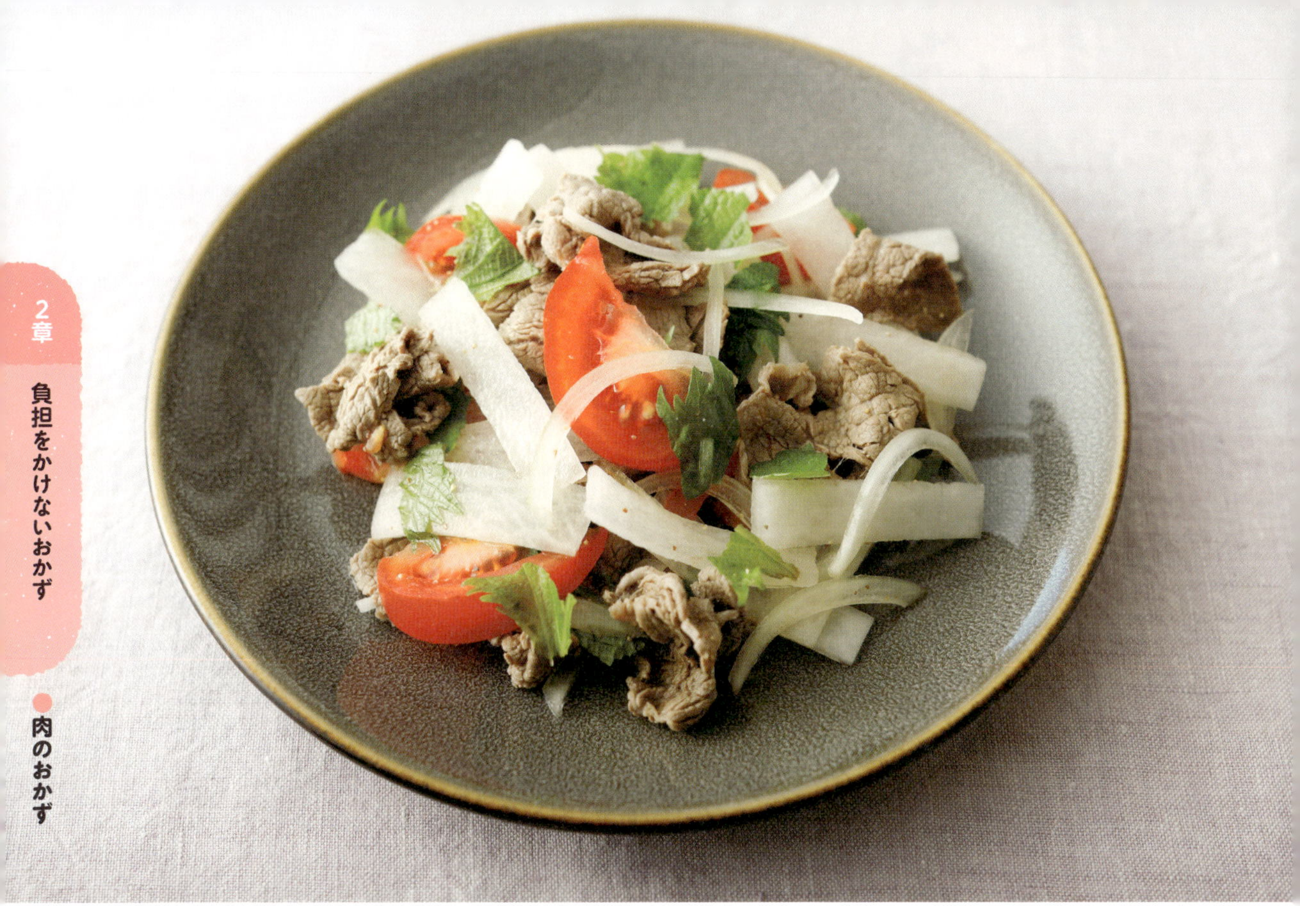

さわやかな青じその香りがそそる

牛しゃぶ和風サラダ

材料（1人分）

牛もも薄切り肉	60g
大根	30g
青じそ	5枚
トマト	50g
玉ねぎ	1/8個（25g）
A 酢	小さじ2
A しょうゆ	小さじ1/2
A こしょう	少量

作り方

1 鍋に湯を沸かし、牛肉を広げ入れ、色が変わったら火を止めてそのまま冷ます。トマトはくし形切りにする。

2 大根は薄い短冊切り、玉ねぎは薄切りにし、青じそはちぎる。合わせて水にさらし、パリッとさせる。

3 器に水けをきった牛肉と2、トマトを盛り合わせ、合わせたAをかける。

低脂質でもおいしく！

牛肉は脂質の少ない輸入牛をチョイス。ゆで汁につけてそのまま冷ますと、うまみを逃さずしっとり仕上がります。ドレッシングはノンオイルでさっぱりと。

1人分　エネルギー 141kcal　脂質 6.1g　塩分 0.6g

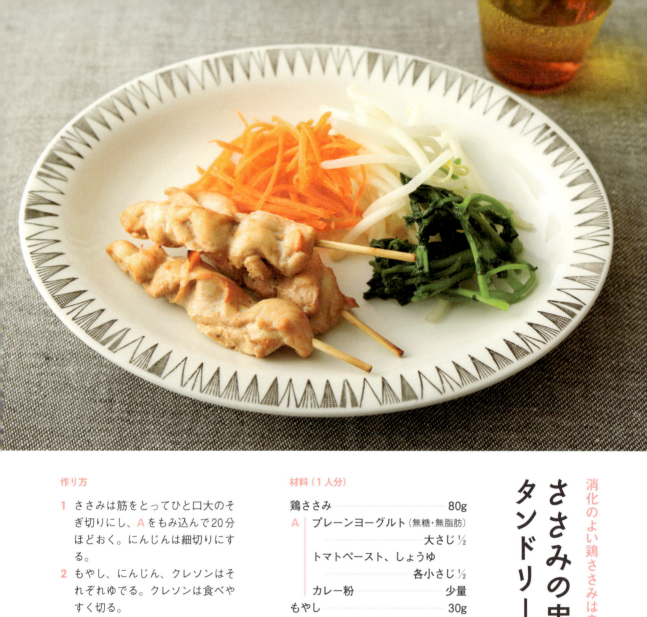

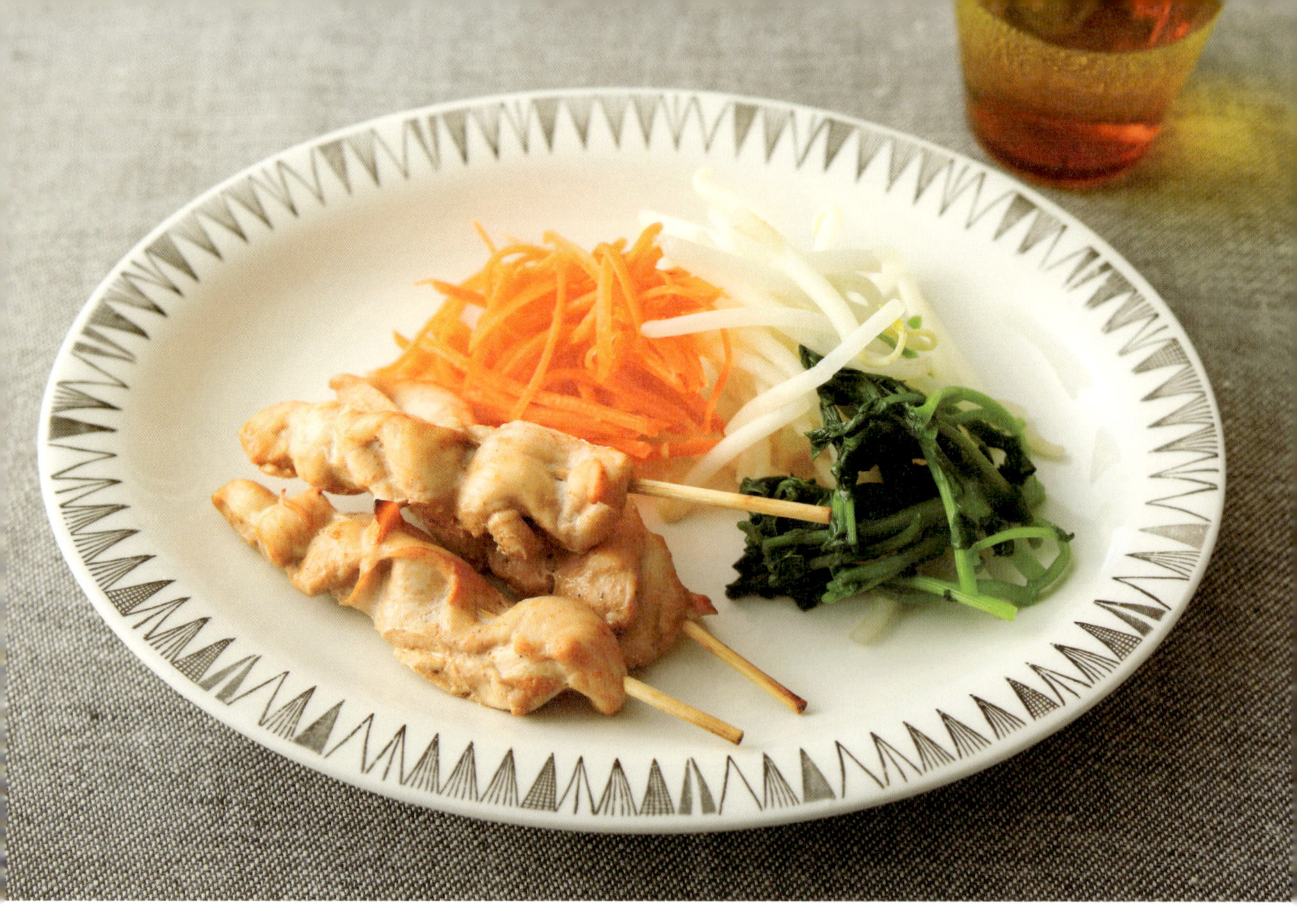

消化のよい鶏ささみは良質なたんぱく源

ささみの串焼き タンドリー風

材料（1人分）

鶏ささみ……80g
A｜プレーンヨーグルト（無糖・無脂肪）……大さじ½
A｜トマトペースト、しょうゆ……各小さじ½
A｜カレー粉……少量
もやし……30g
にんじん……15g
クレソン……20g

作り方

1 ささみは筋をとってひと口大のそぎ切りにし、Aをもみ込んで20分ほどおく。にんじんは細切りにする。
2 もやし、にんじん、クレソンはそれぞれゆでる。クレソンは食べやすく切る。
3 1のささみを竹串に刺し、魚焼きグリルで7〜8分焼く。器に盛り、2を添える。

1人分　エネルギー 106kcal　脂質 0.8g　塩分 0.5g

低脂質でもおいしく!

ヨーグルトのおかげでささみもしっとり。胃酸の分泌を促す香辛料は控えめにしたい食材ですが、少量を香りづけ程度に使うと料理の幅が広がります。

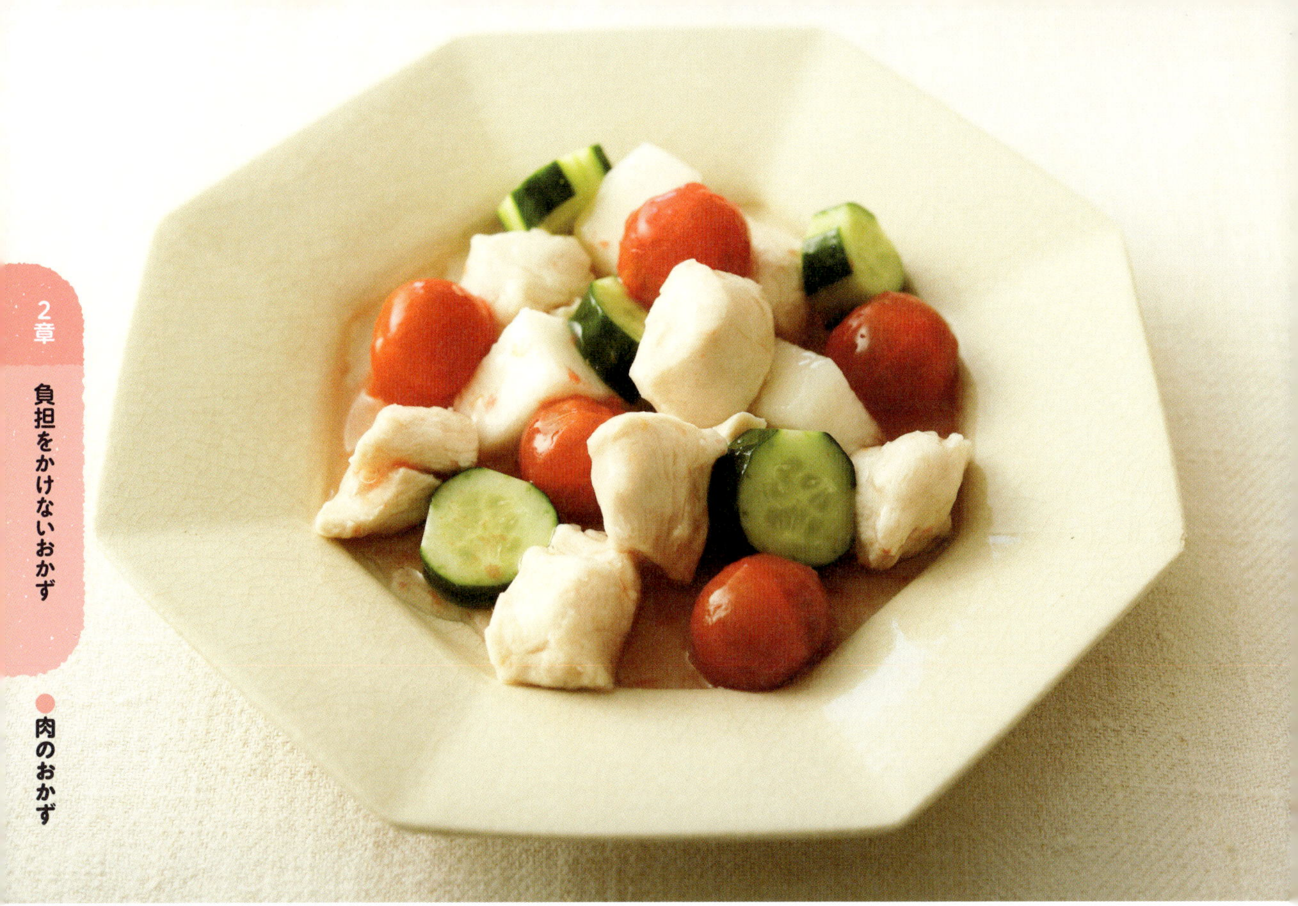

ささみの酢豚風

あんで味をしっかりからめ、満足の味わいに

材料（1人分）

鶏ささみ		80g
きゅうり		40g
ミニトマト		6個（90g）
長いも		60g
片栗粉		適量
A	だし汁	¼カップ
	酢	大さじ2
	片栗粉	小さじ1
	しょうが汁	小さじ½
	塩	ミニスプーン¼

作り方

1 きゅうりは皮を縞目にむいて1cm幅に切る。ミニトマトは皮を湯むきする。長いもは小さめのひと口大に切る。

2 ささみはひと口大に切り、片栗粉をまぶしてさっとゆでる。

3 鍋にAを合わせて中火で煮立て、とろみがついたら1、2を加えてひと煮立ちさせる。

低脂質でもおいしく！

ささみは片栗粉をまぶしてゆでるとしっとり仕上がります。きゅうりや長いもなど、かみごたえのある野菜を合わせて、満腹感の得やすいひと皿に仕上げましょう。

1人分　エネルギー 184kcal　脂質 1.0g　塩分 0.4g

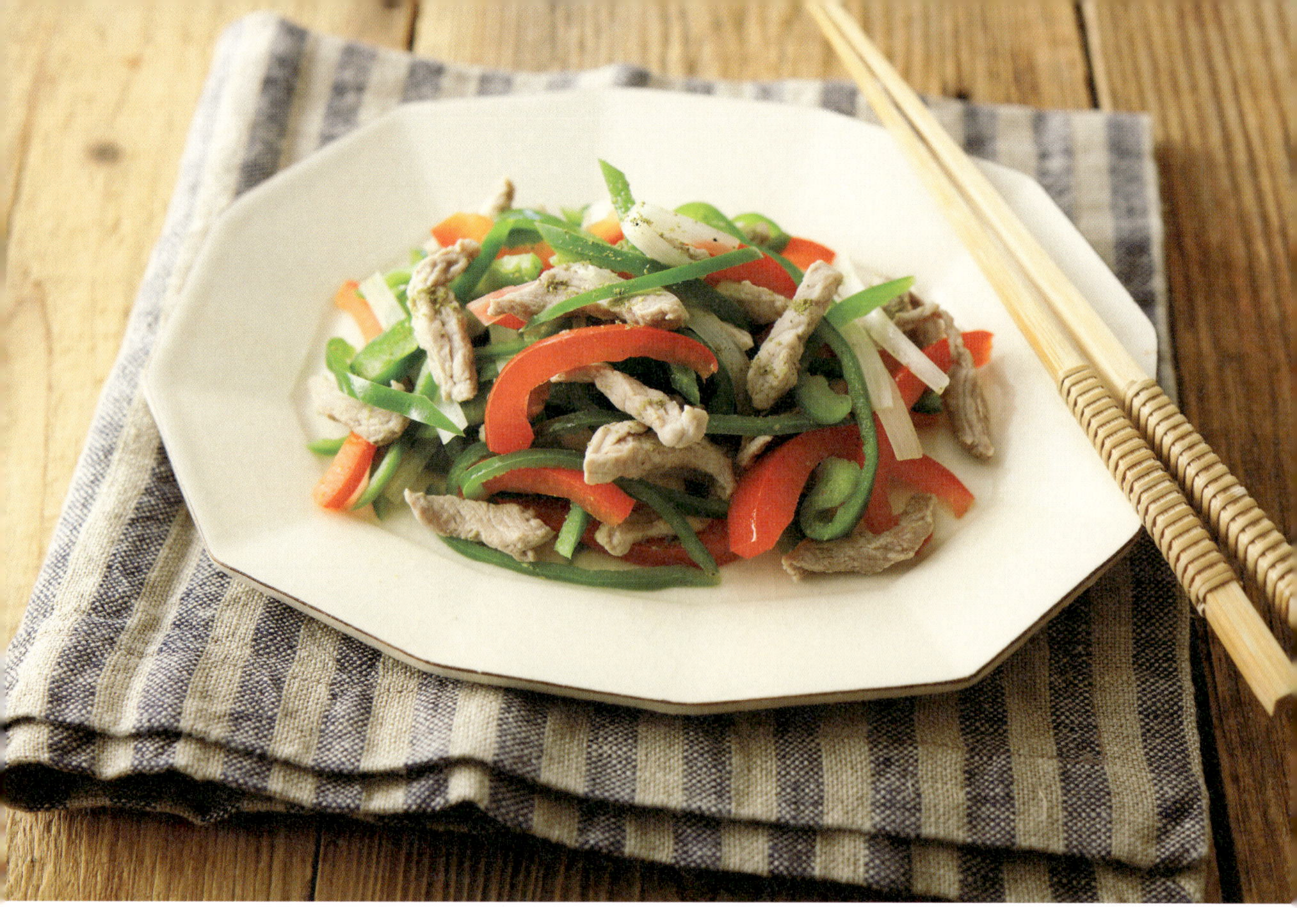

スッとする山椒の香りがアクセントに

豚肉とピーマンの山椒炒め

材料（1人分）

豚ヒレ肉	75g
ピーマン	2個（40g）
パプリカ（赤）	20g
長ねぎ	20g
ごま油	小さじ¼
塩	ミニスプーン¼
粉山椒	少量

作り方

1 豚肉は細切りにし、さっとゆでる。ピーマン、パプリカは種をとり、細切りにしてさっとゆでる。長ねぎは細切りにする。

2 フライパンにごま油を中火で熱し、1を炒める。しんなりしたら塩、粉山椒で調味する。

低脂質でもおいしく!

豚肉は脂質の少ないヒレ肉がおすすめです。豚肉と野菜をあらかじめ下ゆでしておくと、炒め時間を短くでき、炒め油もごく少量に抑えられます。

1人分 エネルギー 129kcal　脂質 3.9g　塩分 0.4g

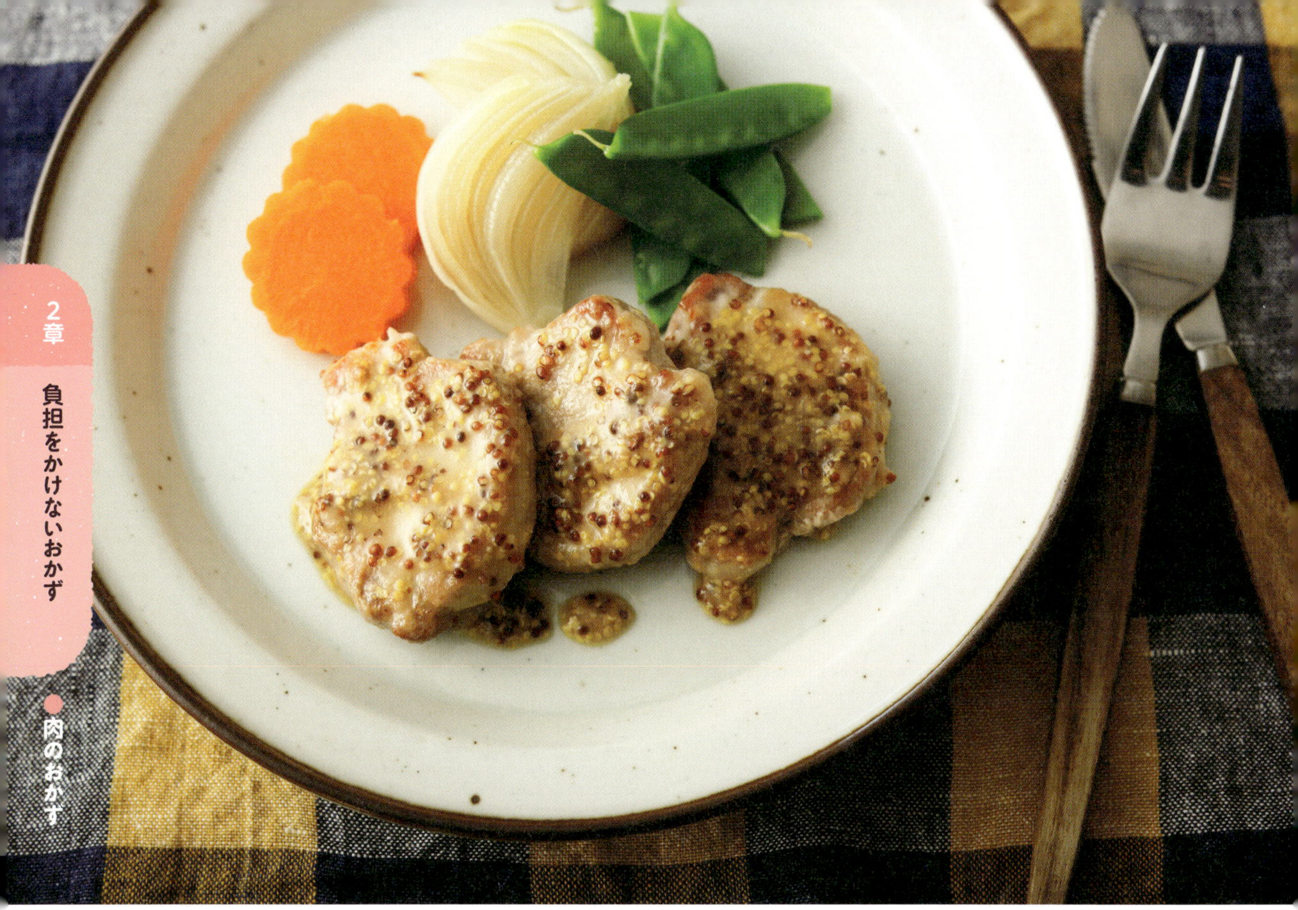

粒マスタードの軽い酸味が味のポイント

豚ヒレ肉のソテー マスタードソース

材料（1人分）

豚ヒレ肉	100g
玉ねぎ	¼個（50g）
にんじん	20g
絹さや	小6枚（5g）
塩	ミニスプーン¼
こしょう	少量
小麦粉	適量
オリーブオイル	小さじ¼
白ワイン	大さじ1
粒マスタード	大さじ1

作り方

1 玉ねぎはくし形切り、にんじんは5㎜厚さの輪切りにし、好みで型抜きをする。絹さやは筋をとる。それぞれゆでる。
2 豚肉は7～8㎜厚さに切り、塩、こしょうをふって小麦粉をまぶす。
3 フライパンにオリーブオイルを中火で熱し、2の両面をこんがりと焼く。ワインをふって湯¼カップを注ぎ、ふたをして7～8分蒸し焼きにしたら、粒マスタードを加えて全体にからめる。器に盛り、1を添える。

低脂質でもおいしく！

肉に小麦粉をまぶして焼くと、少ない油でもこんがりときれいに焼け、味のからみもよくなります。パサつきがちなヒレ肉は、蒸し焼きにして、しっとり仕上げましょう。

1人分　エネルギー 223kcal　脂質 7.2g　塩分 1.0g

魚のおかず

魚介類でおすすめなのは、脂肪の少ない、白身魚やえび、ホタテなど。
でも青魚に含まれる脂肪は、
体にいいDHA、EPAなどの不飽和脂肪酸。
コレステロールを低下させるのにもひと役買ってくれます。
1日にとれる脂質の範囲内で、青魚も上手に取り入れましょう。

キスの焼き南蛮漬け

たっぷりの野菜と一緒にいただきます

材料（1人分）

キス（開いたもの）		3尾（90g）
エリンギ		小2本（50g）
ピーマン		10g
にんじん		10g
玉ねぎ		⅛個（25g）
A	酢	大さじ1と½
	砂糖	大さじ¼
	塩	ミニスプーン¼

作り方

1 ピーマンは薄い輪切り、玉ねぎは薄切り、にんじんはせん切りにし、合わせてバットに広げる。エリンギは縦半分に切る。
2 キス、エリンギは魚焼きグリルで7～8分、こんがりと焼く。
3 2が熱いうちに1のバットに入れ、合わせたAをかける。

低脂質でもおいしく！

ころもをつけて揚げ、たれに漬けるのが定番の南蛮漬けですが、グリルで香ばしく焼くだけにして、油をカット。熱いうちにたれをかけると味がなじみます。

1人分　エネルギー 111 kcal　脂質 0.4g　塩分 0.5g

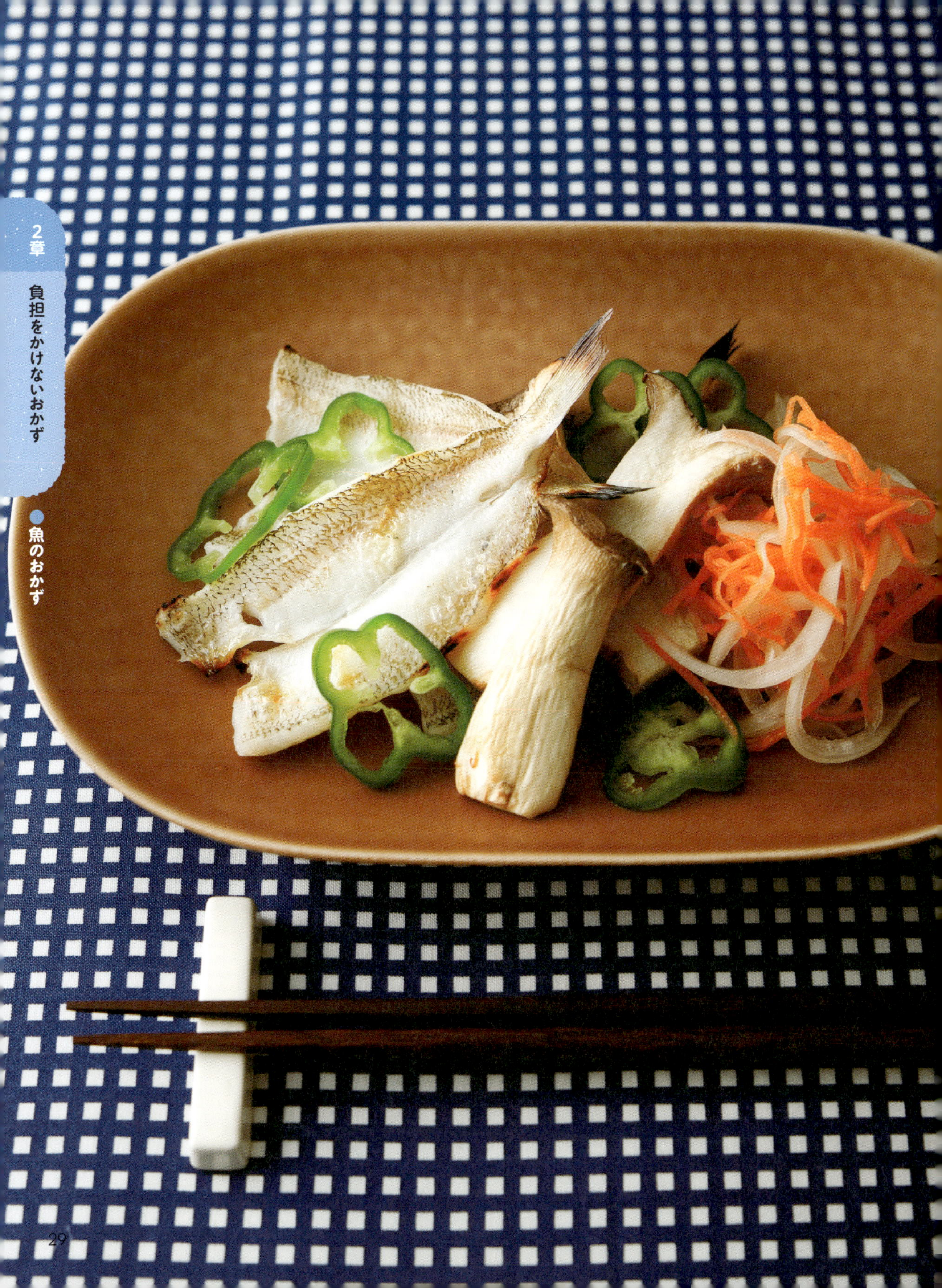

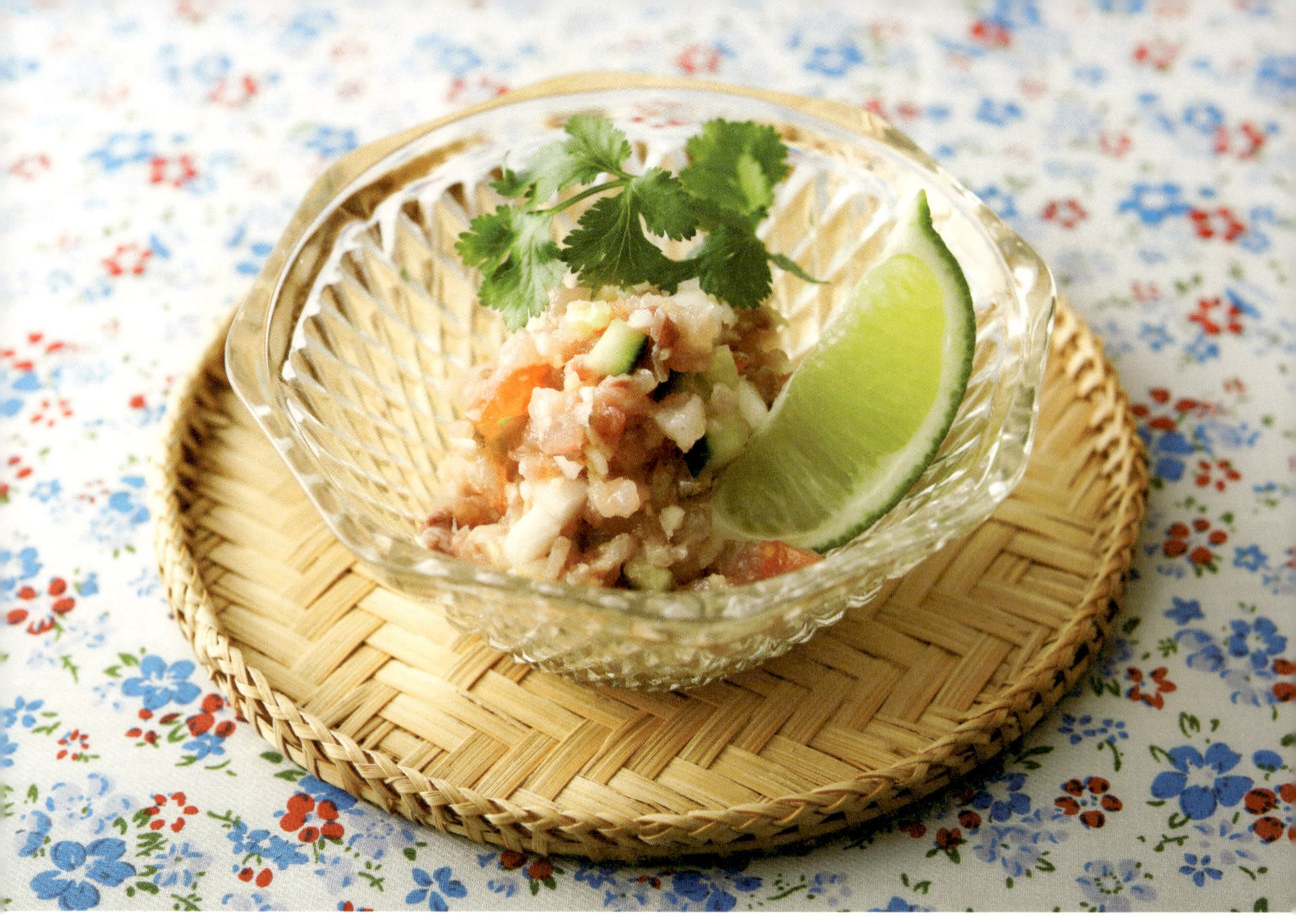

アジのタルタル エスニック風

いつものアジを目先の変わったひと皿に

材料（1人分）

アジ（刺身用・三枚おろし）		50g
トマト		30g
きゅうり		20g
かぶ		15g
A	長ねぎ（みじん切り）	大さじ1
	しょうが（みじん切り）	小さじ½
	ナンプラー	小さじ¼
香菜、ライム（あれば）		各少量

作り方

1 トマトは皮を湯むきし、種をとって5㎜角に切る。きゅうり、かぶも5㎜角に切る。
2 アジは皮をはいで小骨を除き、細かく刻む。
3 1、2、Aを合わせてよく混ぜる。器に盛り、香菜、ライムを添える。

1人分 エネルギー 79kcal　脂質 2.3g　塩分 0.5g

低脂質でもおいしく!

歯ざわりのいい野菜を角切りにして混ぜ込むことで、お刺身でいただくよりも少量で満足感のある一品になります。ライムをしぼればより香りよく。レモンでもOKです。

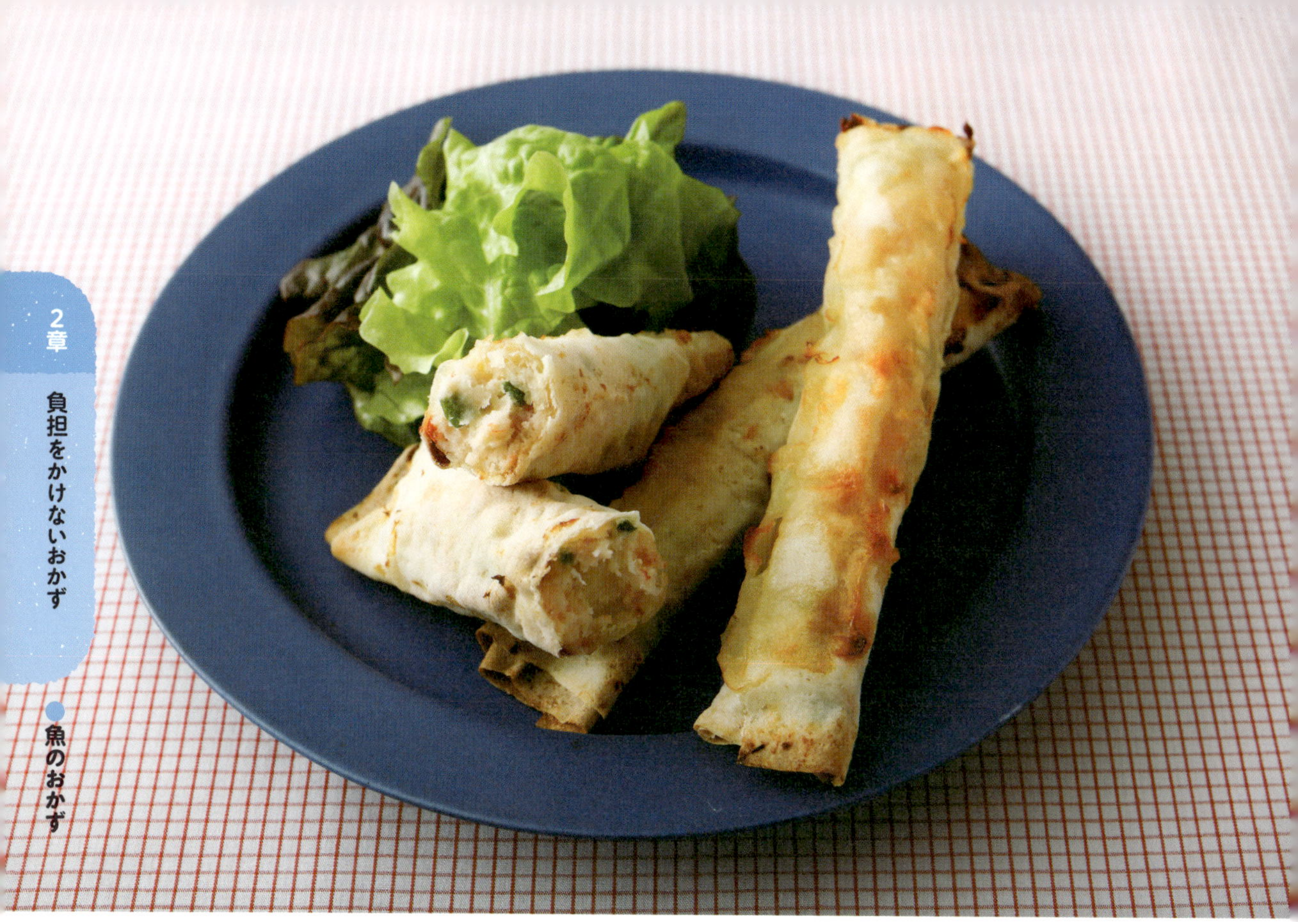

油を使わずトースターでこんがりと

えびの焼き春巻き

材料（1人分）

えび	3尾（75g）
じゃがいも	40g
玉ねぎ	1/8個（25g）
ピーマン	10g
塩	ミニスプーン1/6
こしょう	少量
春巻きの皮	小3枚
サニーレタス	1/2枚（10g）

作り方

1 えびは背ワタをとって殻をむき、細かく刻む。
2 じゃがいもはゆでてざっとつぶす。玉ねぎ、ピーマンはみじん切りにする。
3 1、2を合わせ、塩、こしょうをふり、春巻きの皮で等分に巻く。巻き終わりは水で濃いめに溶いた小麦粉（分量外）を塗ってとめる。
4 オーブントースターで8～10分、軽く色づくまで焼き、ちぎったサニーレタスとともに器に盛る。

低脂質でもおいしく！

低脂質で良質なたんぱく源となるえび。揚げずにこんがりと焼いて、油を使わずに仕上げます。ピーマンが味のアクセントに。何もつけなくてもおいしく食べられます。

1人分　エネルギー 123 kcal　脂質 0.4g　塩分 0.4g

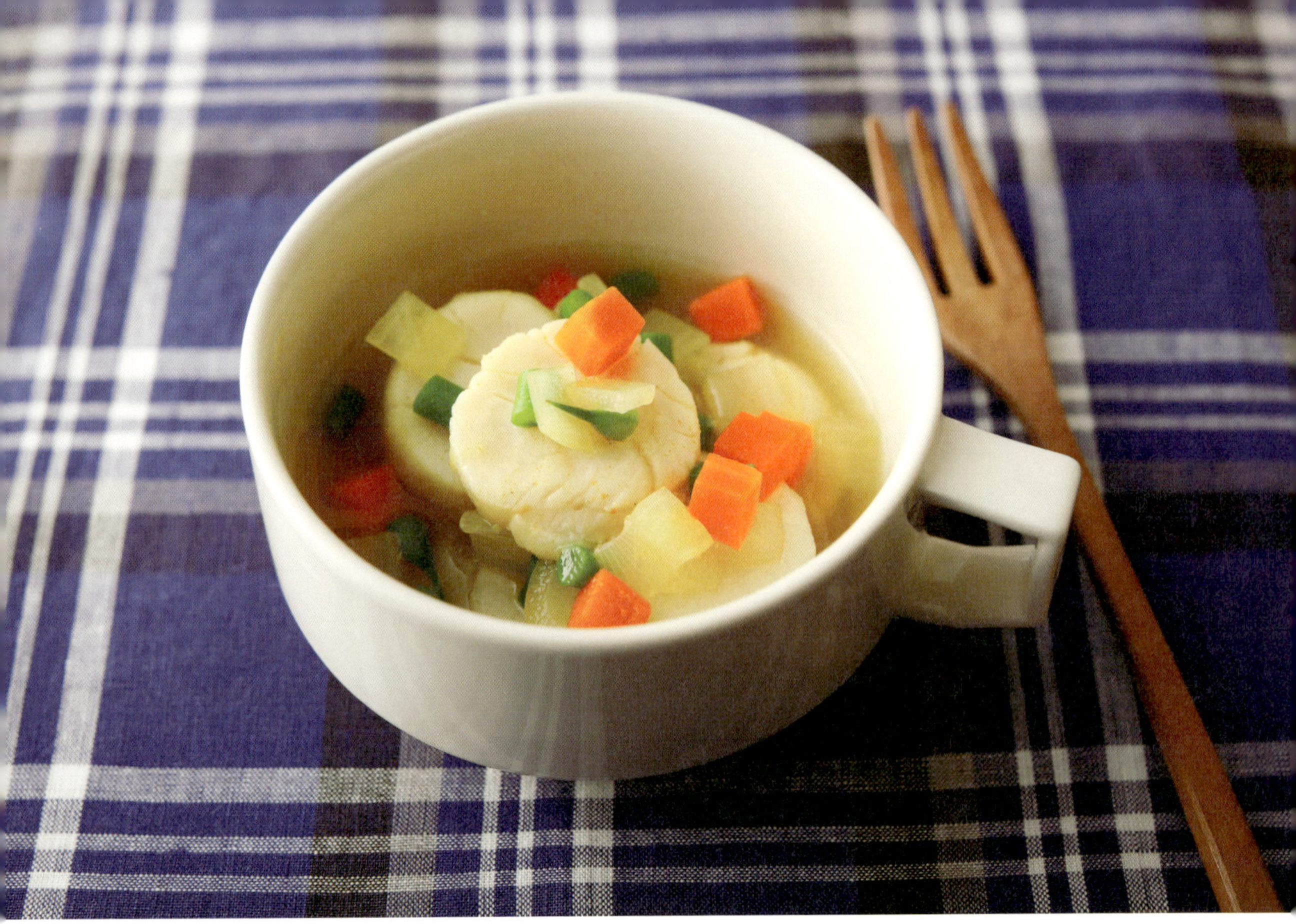

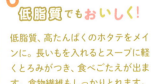

ひとふりのカレー粉を香りづけに

ホタテ貝柱と長いものカレースープ煮

材料（1人分）

	ホタテ貝柱	3～4個（100g）
	長いも	50g
	玉ねぎ	$\frac{1}{10}$個（20g）
	にんじん	10g
	さやいんげん	2～3本（10g）
A	だし汁	$\frac{1}{2}$カップ
	しょうゆ	小さじ$\frac{1}{3}$
	カレー粉	少量

作り方

1 長いもはひと口大に切る。玉ねぎ、にんじんは1cm角、いんげんは1cm幅に切る。

2 鍋にAを中火で煮立て、1を入れる。再び煮立ったら少し火を弱めて5～6分煮て、ホタテを加える。さらに2～3分煮る。

低脂質でもおいしく！

低脂質、高たんぱくのホタテをメインに。長いもを入れるとスープに軽くとろみがつき、食べごたえが出ます。食物繊維もしっかりとれます。

1人分　エネルギー 138 kcal　脂質 0.5g　塩分 0.7g

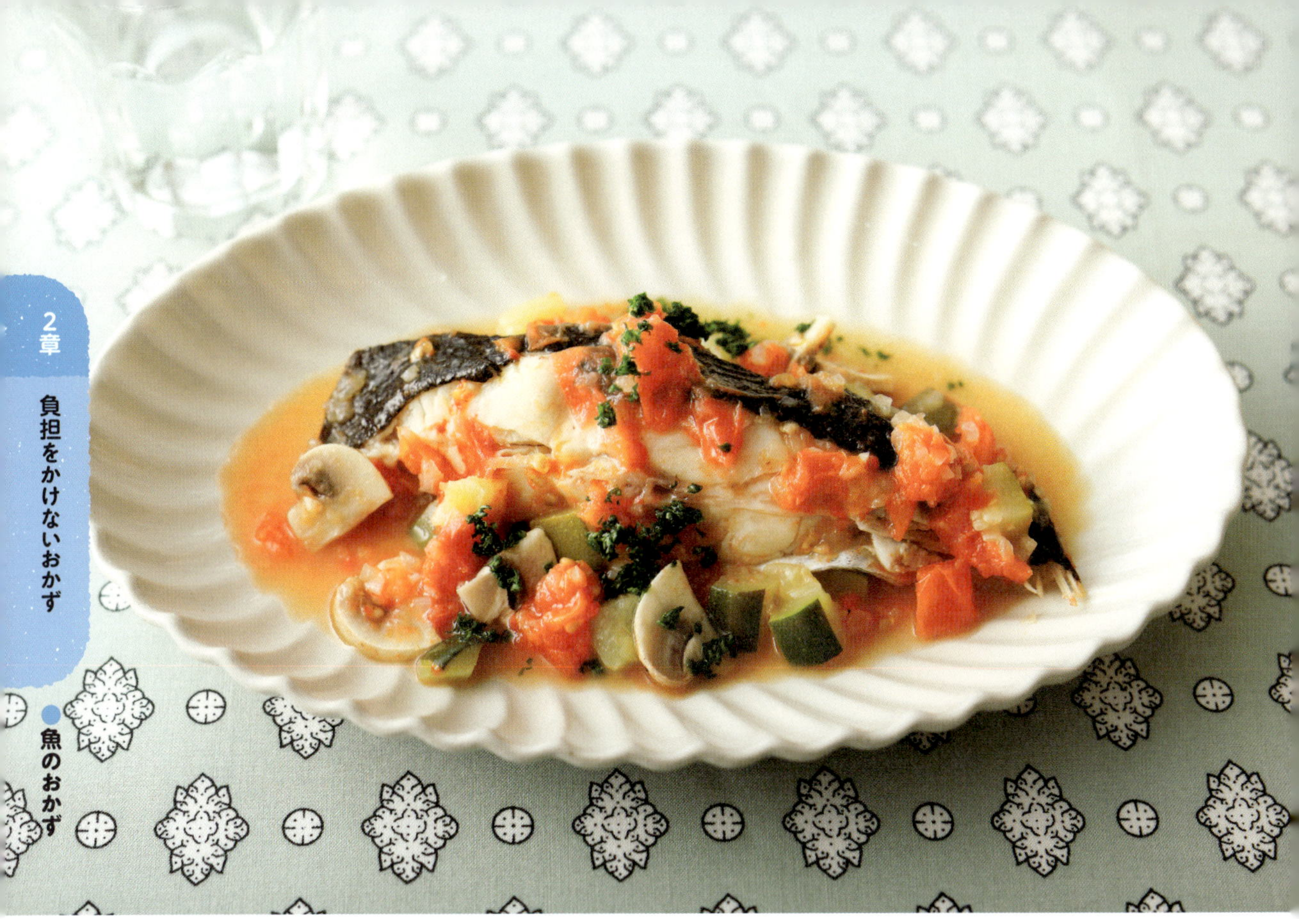

シンプルな味つけで素材のうまみを堪能

カレイのトマト蒸し煮

材料（1人分）

カレイ	1切れ（80g）
玉ねぎ	1/8個（25g）
ズッキーニ	25g
マッシュルーム	2個（25g）
トマト	75g
オリーブオイル	小さじ1/4
にんにく（みじん切り）	少量
塩	ミニスプーン1/4
パセリ（みじん切り）	少量

作り方

1 玉ねぎはみじん切りにする。ズッキーニ、トマトは1㎝角に切る。マッシュルームは縦半分に切ってから5㎜厚さに切る。

2 フライパンにオリーブオイルを中火で熱し、にんにく、玉ねぎをさっと炒める。

3 カレイを加え、残りの1をのせて塩をふり、ふたをして7～8分蒸し煮にする。器に盛り、パセリを散らす。

低脂質でもおいしく!

野菜の水分を利用して蒸し煮にすれば、少ない油でもしっとり、ふっくらと仕上がります。野菜と魚のうまみも凝縮。

1人分　エネルギー 116kcal　脂質 2.2g　塩分 0.5g

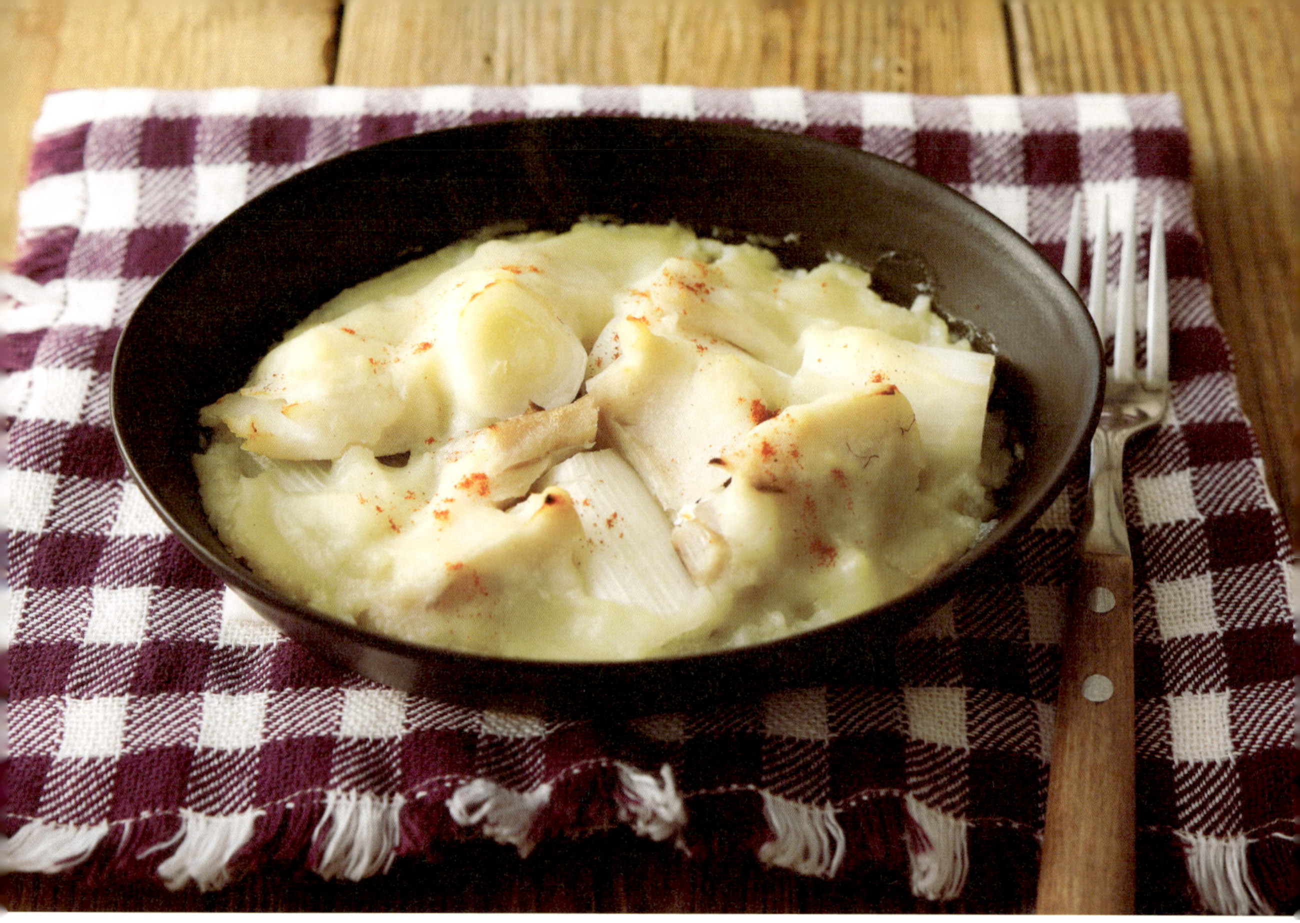

タラのグラタン

ヘルシーなソースの正体は、なんとカリフラワー

材料（1人分）

タラ		1切れ（100g）
長ねぎ		½本（80g）
カリフラワー		75g
玉ねぎ		⅛個（25g）
A	塩	ミニスプーン¼
	こしょう	少量
白ワイン		大さじ1
塩		ミニスプーン¼
パプリカパウダー		少量

作り方

1 タラはAをふる。長ねぎは3cm長さに切る。カリフラワーは小房に分ける。玉ねぎは薄切りにする。

2 鍋にタラ、長ねぎを入れ、白ワインをふる。ふたをして中火で7～8分蒸し煮にする。

3 別の鍋にカリフラワーと玉ねぎ、湯¼カップを入れ、ふたをしてカリフラワーがやわらかくなるまで中火で蒸し煮にする。粗熱をとり、ミキサーでピュレ状にし、塩を加える。

4 耐熱の器に大きくほぐした2のタラ、長ねぎを入れ、3をかける。オーブントースターで7～8分、こんがりするまで焼き、パプリカパウダーをふる。

1人分 エネルギー 145 kcal　脂質 0.4g　塩分 0.8g

低脂質でもおいしく！

バターや生クリームをたっぷり使うホワイトソースの代わりに、カリフラワーのピュレをかけて焼いた、油を使わないグラタンです。

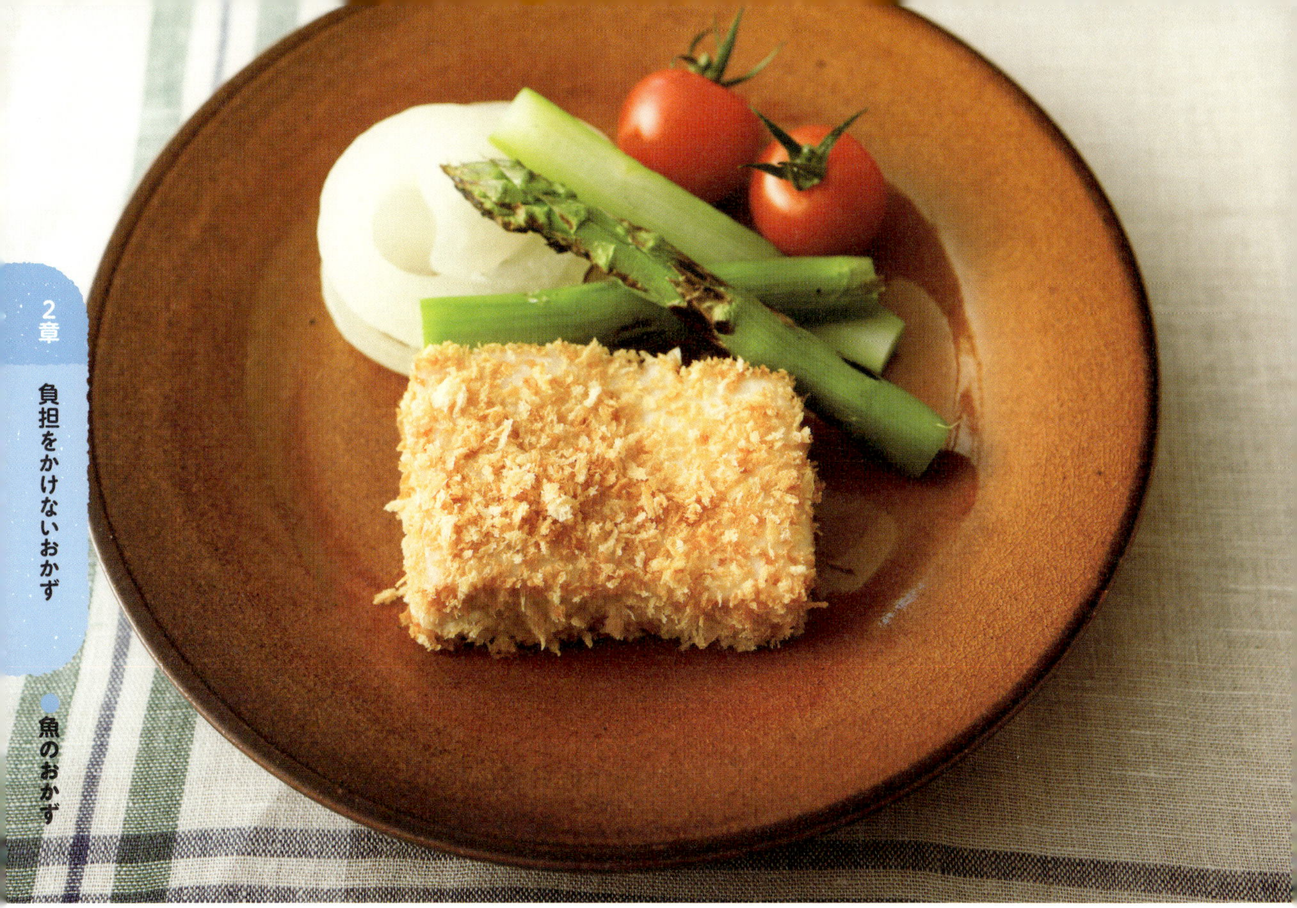

まるで揚げもののようなサクサク感

カジキのパン粉焼き

材料（1人分）

	カジキ	1切れ（80g）
	玉ねぎ	1/8個（25g）
	グリーンアスパラ	1本（20g）
	ミニトマト	2個（30g）
A	塩	ミニスプーン1/3
	こしょう	少量
	パン粉	大さじ2

作り方

1 パン粉はこんがりとするまでフライパンでからいりする。
2 玉ねぎは輪切りにしてゆでる。アスパラは食べやすく切る。
3 カジキにAをふり、1をまぶす。オーブントースターの天板にカジキとアスパラを並べ、7〜8分焼く。ミニトマト、玉ねぎとともに器に盛る。

低脂質でもおいしく！

からいりした香ばしいパン粉をまぶして焼くと、揚げもののようなサクサクッとした食感が生まれます。パン粉にも塩分があるので、何もつけずにどうぞ。

1人分　エネルギー 167kcal　脂質 6.6g　塩分 0.5g

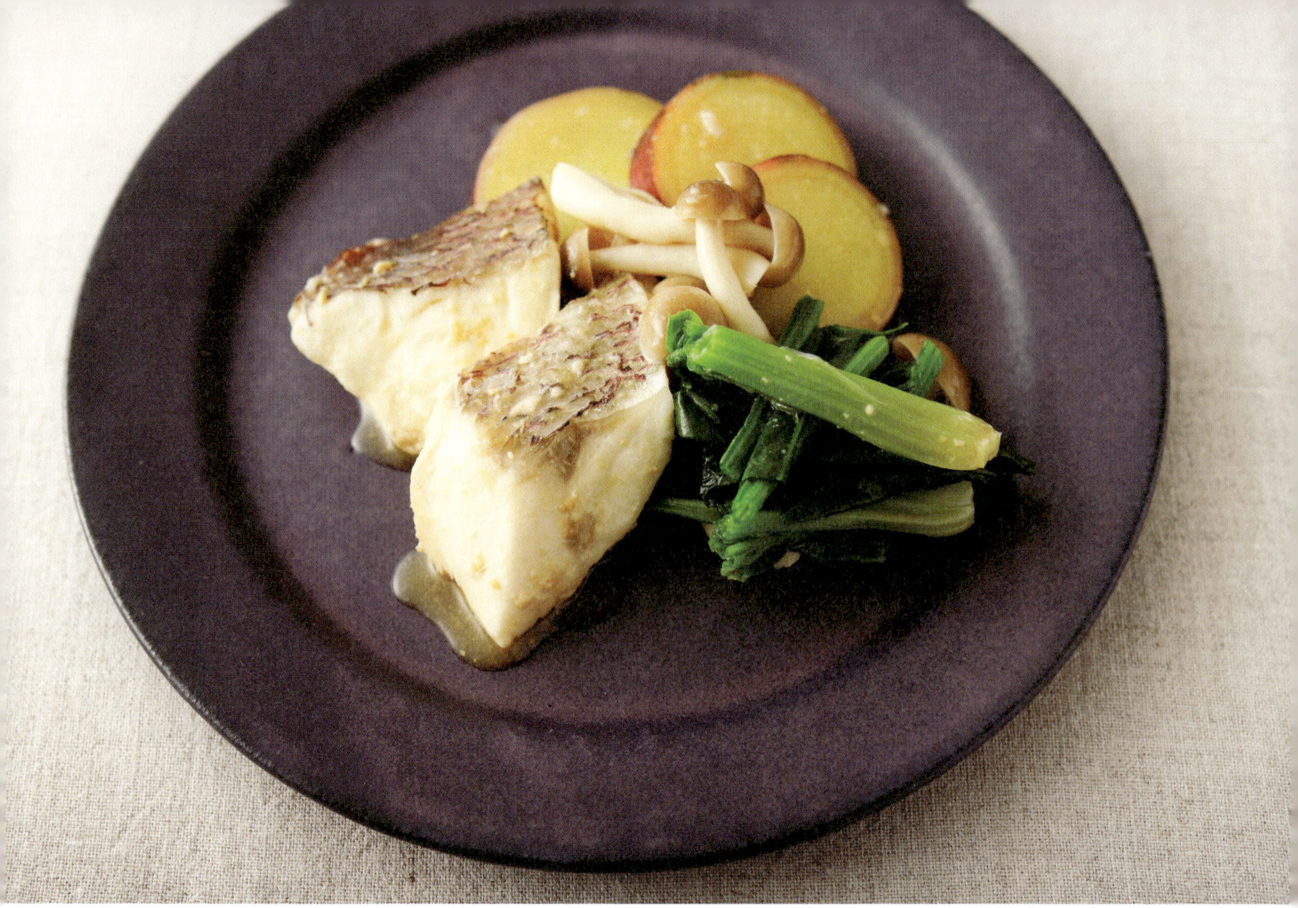

野菜もたっぷりとれる、バランスのよいひと皿

タイのみそ煮

材料（1人分）

タイ	小1切れ（60g）
さつまいも	40g
しめじ	40g
ほうれん草	40g
A だし汁	½カップ
A 酒	大さじ½
みそ	小さじ1

作り方

1 さつまいもは皮つきのまま5㎜厚さの輪切りにし、やわらかくなるまでゆでる。しめじはほぐす。ほうれん草はゆでて水にとり、水けをしぼって3㎝長さに切る。タイは半分に切る。

2 鍋にAを中火で煮立て、タイを入れる。落としぶたをして7～8分煮て、みそを溶き入れる。

3 さつまいも、しめじを加え、さらに5～6分煮る。ほうれん草を加えてひと煮する。

1人分　エネルギー 199kcal　脂質 6.6g　塩分 1.0g

低脂質でもおいしく！

タイは脂肪の多い養殖ものは避け、天然ものを選びましょう。さつまいもやしめじ、ほうれん草と一緒に煮て、食物繊維をしっかりとれる一品に仕上げます。

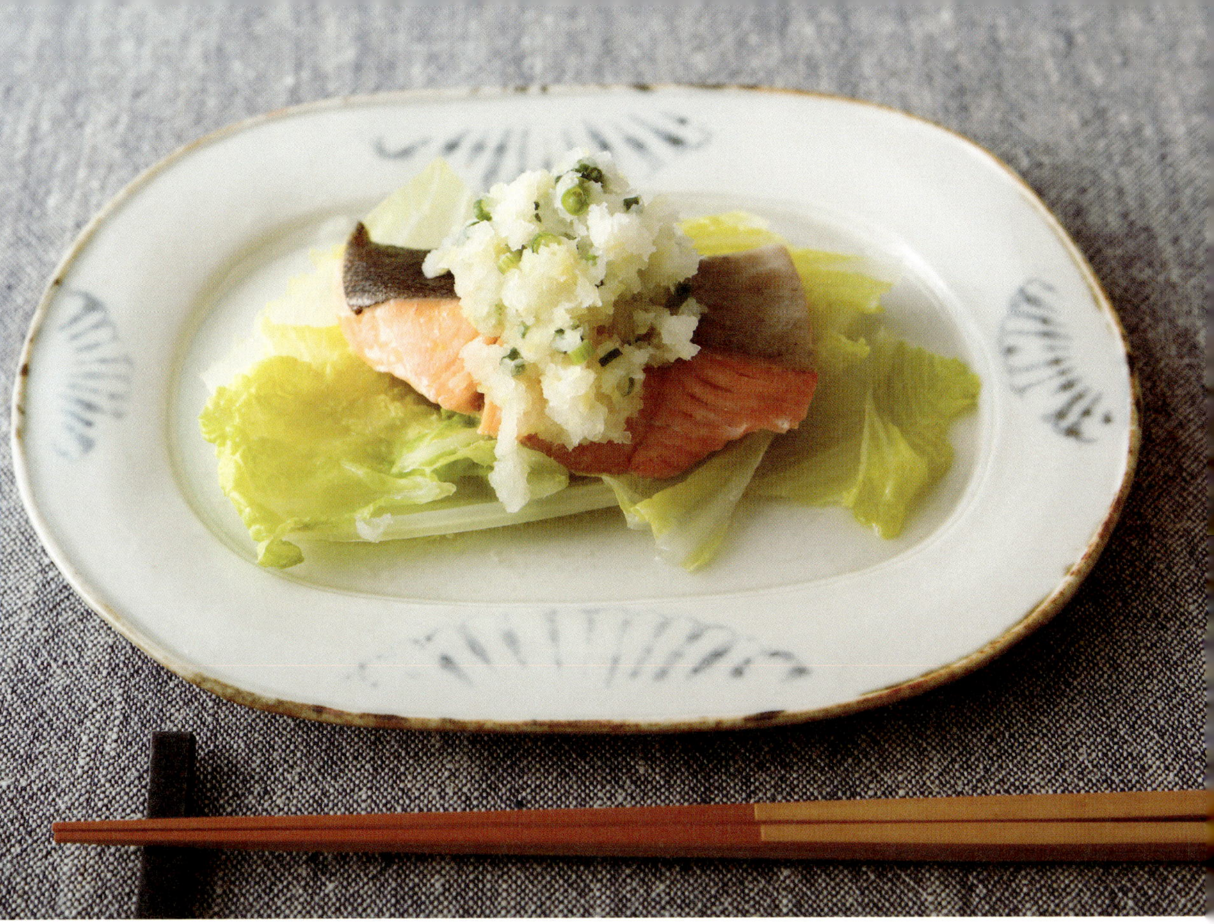

白菜も一緒に蒸して、ボリュームアップ

サケの薬味おろし蒸し

材料（1人分）

	サケ	1切れ（80g）
	白菜	½枚（50g）
	大根	100g
	しょうが（みじん切り）	小さじ½
	小ねぎ（小口切り）	大さじ1
A	酒	大さじ½
A	塩	ミニスプーン¼

作り方

1 白菜はひと口大に切る。大根はすりおろしてざるにあけ、汁けをきってしょうが、小ねぎを混ぜる。サケはAをまぶす。
2 耐熱の器に白菜を敷き、サケをのせ、1の大根おろしをのせる。
3 蒸気の上がった蒸し器に入れ、強火で7～8分蒸す。

低脂質でもおいしく!

大根おろしと一緒に蒸すとしっとり、ふっくら。しょうがの香りで少ない塩分でもおいしく食べられます。

1人分　エネルギー 148kcal　脂質 3.5g　塩分 0.5g

野菜の小さなおかず

油をほとんど使わない調理で、エネルギーや塩分を抑えつつ、香りや酸味、食感を工夫したおいしい副菜を紹介します。適量の食物繊維も、便秘解消やコレステロール低下に働きます。

作り方

1 ブロッコリーはそれぞれ半分に切ってゆでる。玉ねぎは薄切りにする。

2 フライパンにごま油とじゃこを入れ、弱火で炒める。色づいてきたら1を加え、塩、湯¼カップを加えて中火にし、水けがなくなるまで炒める。

材料（1人分）

ブロッコリー	3〜4房（50g）
玉ねぎ	⅛個（25g）
ちりめんじゃこ	大さじ½（2g）
ごま油	小さじ¼
塩	ミニスプーン⅙

低脂質でもおいしく！

ブロッコリーはあらかじめゆでておき、少ない炒め油でさっと仕上げましょう。じゃこのおかげで少量の塩でもしっかりした味わいに。

じゃこをカリッと炒めて香ばしく
ブロッコリーのじゃこ炒め

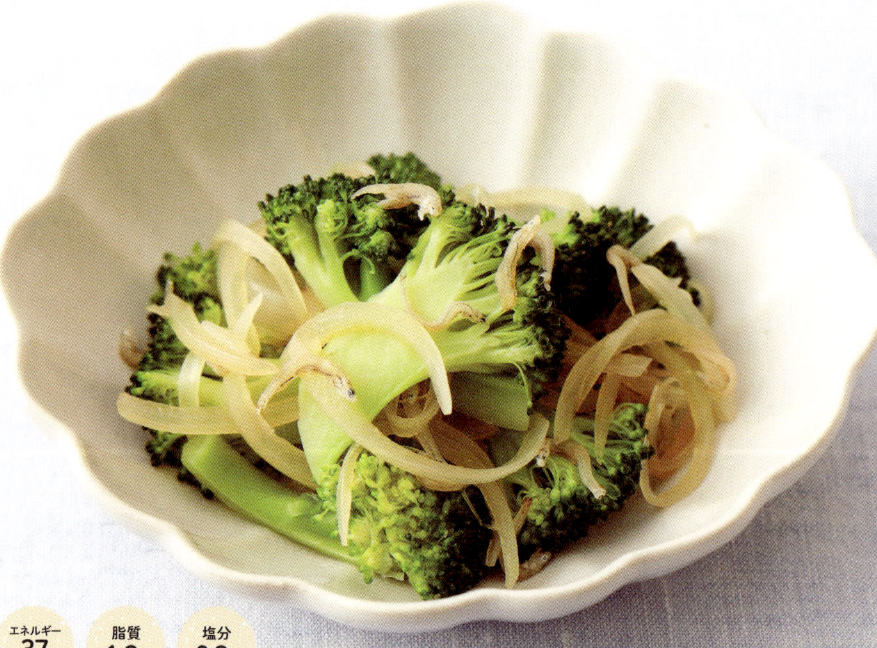

1人分 エネルギー 37kcal　脂質 1.3g　塩分 0.3g

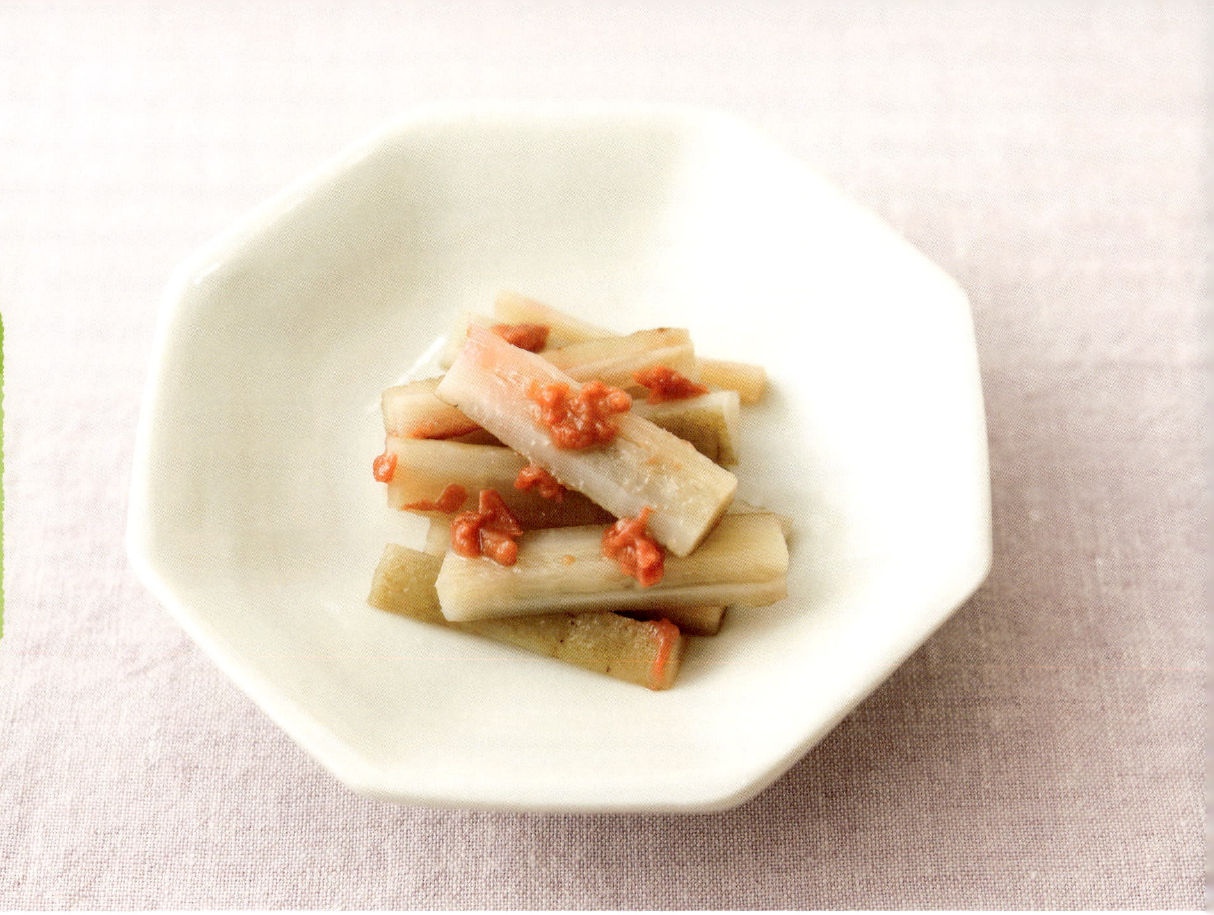

歯ごたえのいいごぼうは食物繊維たっぷり

ごぼうの梅煮

材料（1人分）

	ごぼう	40g
	梅干し（塩分7%のもの）	⅓個（5g）
A	だし汁	½カップ
	みりん	小さじ¼
	しょうゆ	ミニスプーン⅔

作り方

1 ごぼうはやわらかくゆで、めん棒などでたたいてから食べやすい長さの4つ割りにする。

2 鍋に1、梅干しをちぎり入れ、Aを加えて煮立てる。落としぶたをして、弱火で汁けがなくなるまで煮る。

低脂質でもおいしく！

梅干しの酸味と塩けを利用すれば、少しのみりんとしょうゆだけで、味つけは充分です。ごぼうはコレステロールを下げる食物繊維の優秀な供給源。

1人分　エネルギー 37kcal　脂質 0.1g　塩分 0.6g

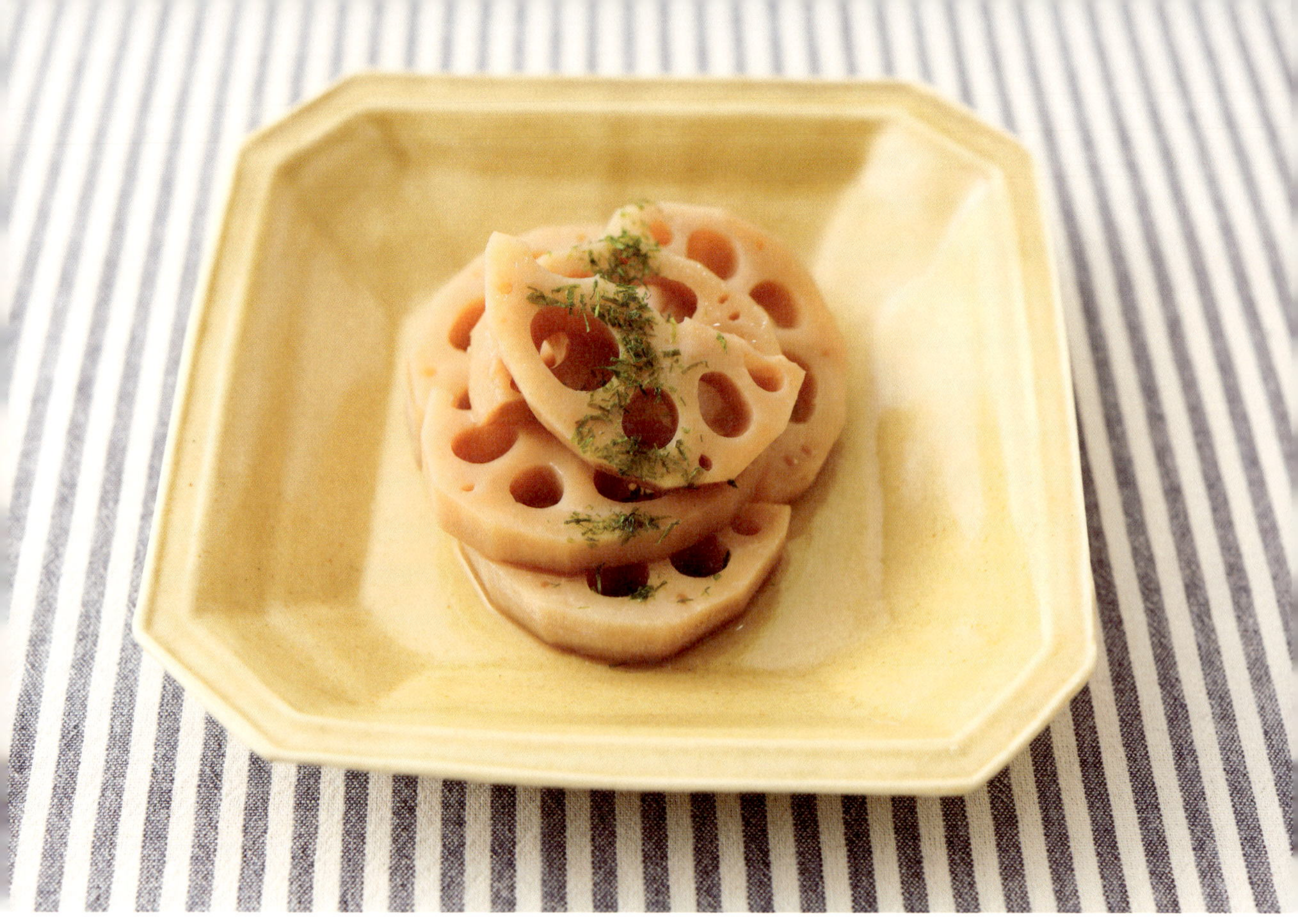

じっくり煮て、ほくほく感を楽しみます

れんこんの含め煮

材料（1人分）

れんこん		60g
A	だし汁	½カップ
	みりん	小さじ½
	しょうゆ	小さじ¼
	塩	少量
青のり		少量

作り方

1 れんこんは6〜7㎜厚さの半月切りにする。

2 鍋にAを煮立て、1を入れ、落としぶたをして中火で汁けがなくなるまで煮る。器に盛り、青のりをふる。

低脂質でもおいしく!

青のりの香りがアクセントになって薄味でももの足りなさはなし。かみごたえのある野菜は、食物繊維が豊富で満腹感が得やすく、食べすぎを防いでくれます。

1人分　エネルギー 50kcal　脂質 0.1g　塩分 0.4g

シャキシャキと歯ざわりも軽快

小松菜ともやしのからしあえ

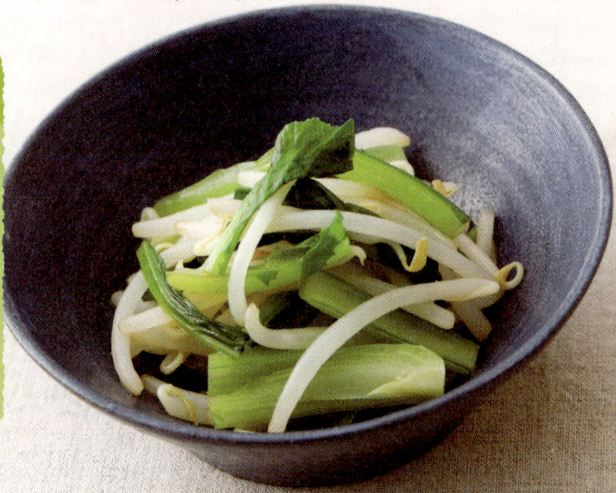

1人分 エネルギー 23kcal 脂質 0.3g 塩分 0.6g

材料（1人分）

小松菜		40g
もやし		⅕袋（50g）
練りがらし		小さじ¼
A	だし汁	大さじ½
	しょうゆ	小さじ½
	みりん	小さじ¼

作り方

1 小松菜はゆでて冷水にとり、水けをしぼって3cm長さに切る。もやしはゆでる。
2 ボウルにAを合わせてからしを混ぜ、1を加えてあえる。

低脂質でもおいしく!
ほんのりとからしのアクセントで、ノンオイルのもの足りなさを補います。

甘酢おろしであえてさっぱりといただきます

焼きなすとアスパラのおろしあえ

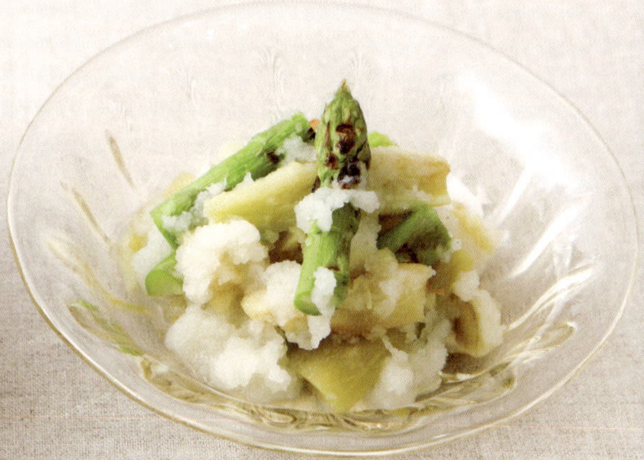

1人分 エネルギー 58kcal 脂質 0.3g 塩分 0.3g

材料（1人分）

なす		1本（80g）
グリーンアスパラ		1～2本（40g）
大根		120g
A	酢	大さじ1
	砂糖	小さじ½
	塩	ミニスプーン¼

作り方

1 なすは焼き網で皮がこげるまで焼き、皮をむいてひと口大に切る。アスパラもこんがりと焼いて3cm長さに切る。
2 大根はすりおろしてざるにあけ、汁けをきってAを加え混ぜる。
3 1と2をあえる。

低脂質でもおいしく!
焼き野菜の香ばしさでおいしさアップ。消化酵素を含む大根で消化も促します。

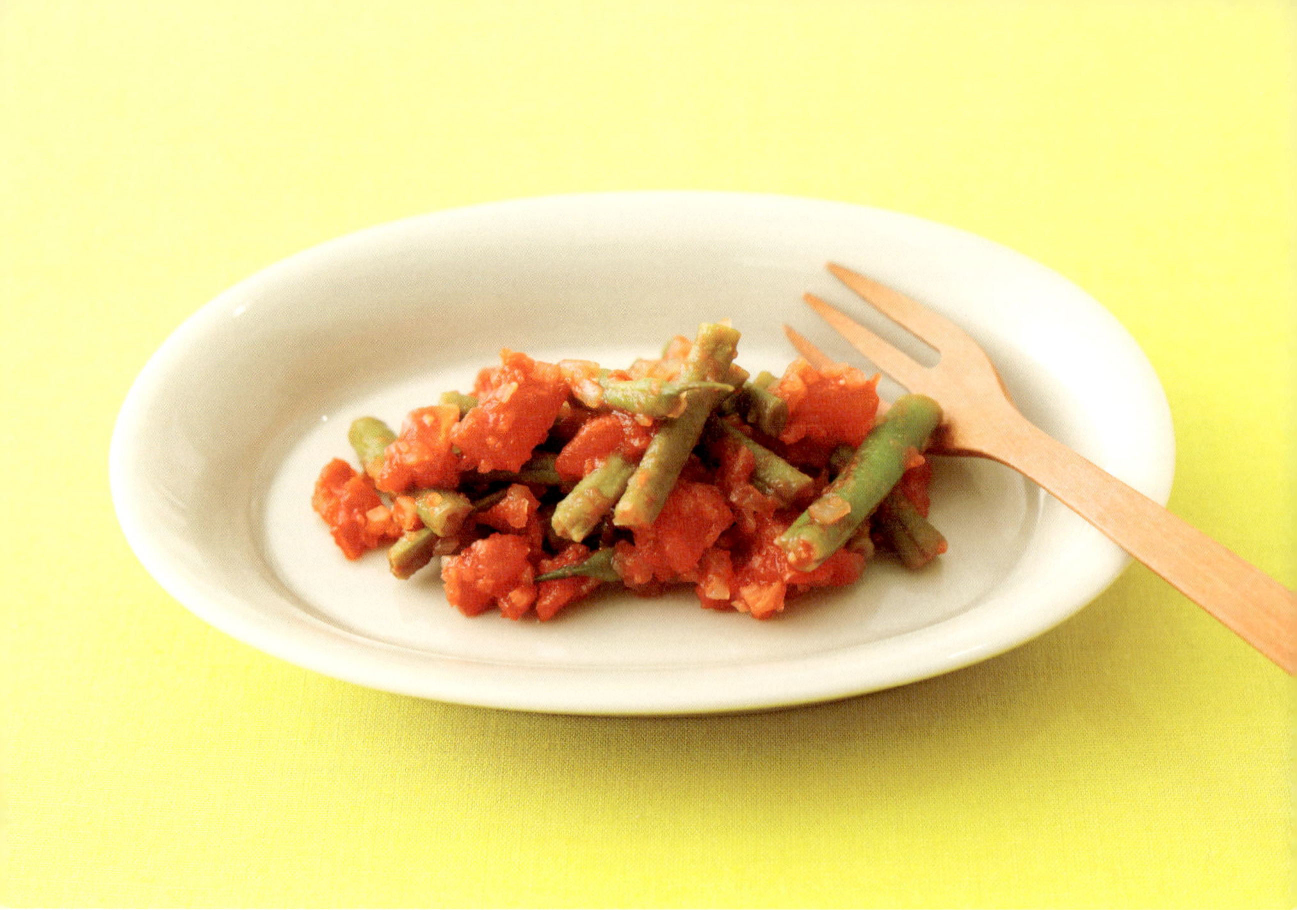

ごはんにもパンにもよく合うおかず

いんげんのトマト煮

材料（1人分）

さやいんげん……12本（50g）
玉ねぎ……1/4個（50g）
A カットトマト缶……50g
　だし汁……1/4カップ
　砂糖……小さじ1/4
　塩……ミニスプーン1/6
　ローリエ……1/4枚
　にんにく（みじん切り）……少量

作り方

1 いんげんは食べやすく切ってゆでる。玉ねぎはみじん切りにする。
2 鍋に1とAを入れて煮立て、ときどき混ぜながら弱火で汁けがなくなるまで煮る。

1人分 エネルギー 45kcal　脂質 0.2g　塩分 0.2g

低脂質でもおいしく！

油を使わなくても、トマト、玉ねぎにはうまみ成分がたっぷり。汁けがなくなるまで煮て、うまみを凝縮させましょう。

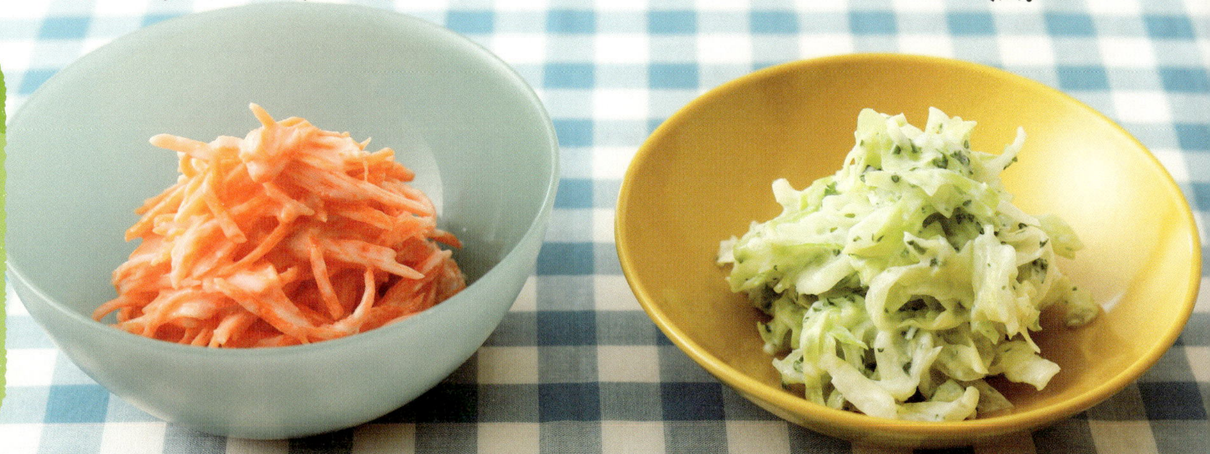

にんじんはゆでて甘みを引き出します

にんじんのヨーグルトサラダ

1人分 エネルギー 41kcal　脂質 0.2g　塩分 0.3g

材料（1人分）

にんじん……¼本（50g）
A | レモン汁……小さじ1
　| 塩……ミニスプーン⅙
　| こしょう……少量
プレーンヨーグルト（無糖・無脂肪）……50g
おろしにんにく……少量

作り方

1 ヨーグルトはキッチンペーパーを敷いたざるにのせて30分ほどおき、水きりをする。
2 にんじんはスライサーでせん切りにしてゆでる。ざるに上げ、粗熱がとれたら水けをしぼってAであえる。
3 2が完全に冷めたら、1とおろしにんにくであえる。

低脂質でもおいしく！
ヨーグルトは無脂肪タイプを使って動物性脂肪をカットします。

スッとするパセリの香りが効いています

キャベツのコールスロー風

1人分 エネルギー 62kcal　脂質 0.4g　塩分 0.6g

材料（1人分）

キャベツ……2枚（75g）
玉ねぎ……⅛個（25g）
塩……ミニスプーン2
プレーンヨーグルト（無糖・無脂肪）……75g
A | レモン汁……大さじ½
　| こしょう……少量
　| パセリ（みじん切り）……大さじ1

作り方

1 ヨーグルトはキッチンペーパーを敷いたざるにのせて30分ほどおき、水きりをする。
2 キャベツは太めのせん切り、玉ねぎは薄切りにし、合わせて塩をふって混ぜ、30分おく。軽くもんでしんなりさせ、水洗いして水けをしぼる。
3 2をA、1であえる。

低脂質でもおいしく！
マヨネーズ代わりに無脂肪のヨーグルトを使います。

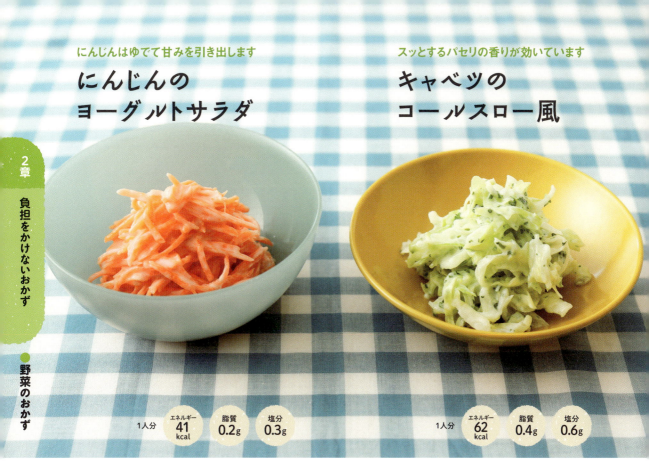

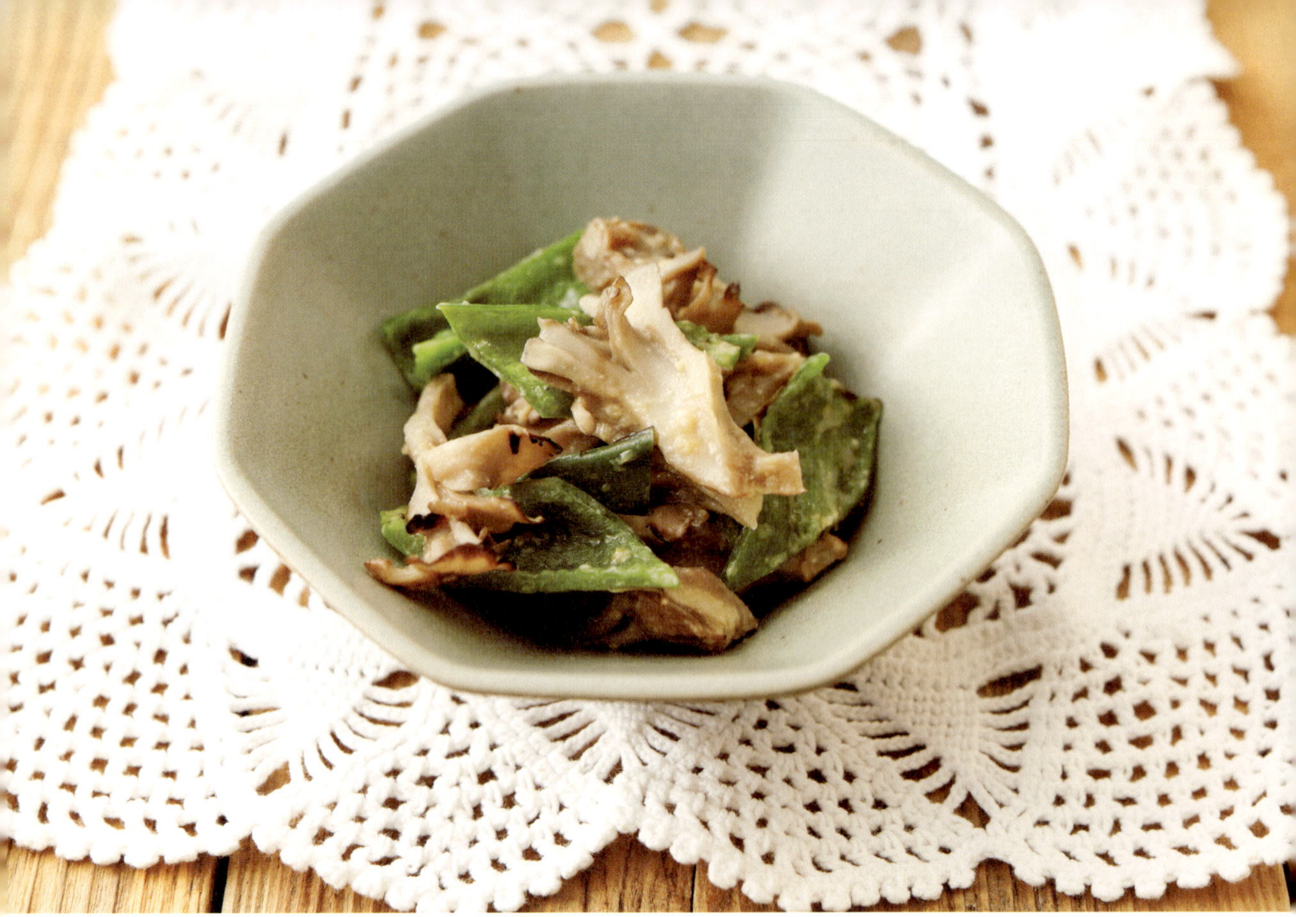

こっくり酢みそであえて満足度アップ

ピーマンとまいたけの酢みそあえ

材料（1人分）

ピーマン		2個（40g）
まいたけ		40g
A	みそ	大さじ½
	酢	小さじ1
	砂糖	小さじ½

作り方

1 ピーマンは縦半分に切って種をとり、魚焼きグリルでこんがりと焼いてひと口大に切る。まいたけは食べやすくさき、アルミホイルで包んで魚焼きグリルで7〜8分焼く。

2 ボウルにAを合わせ、1を加えてあえる。

低脂質でもおいしく！

うまみたっぷりのきのこを合わせて、低脂質でも満足の味わいに。こんがりと焼いた香ばしさも風味をプラスしてくれます。

1人分　エネルギー 39kcal　脂質 0.8g　塩分 1.1g

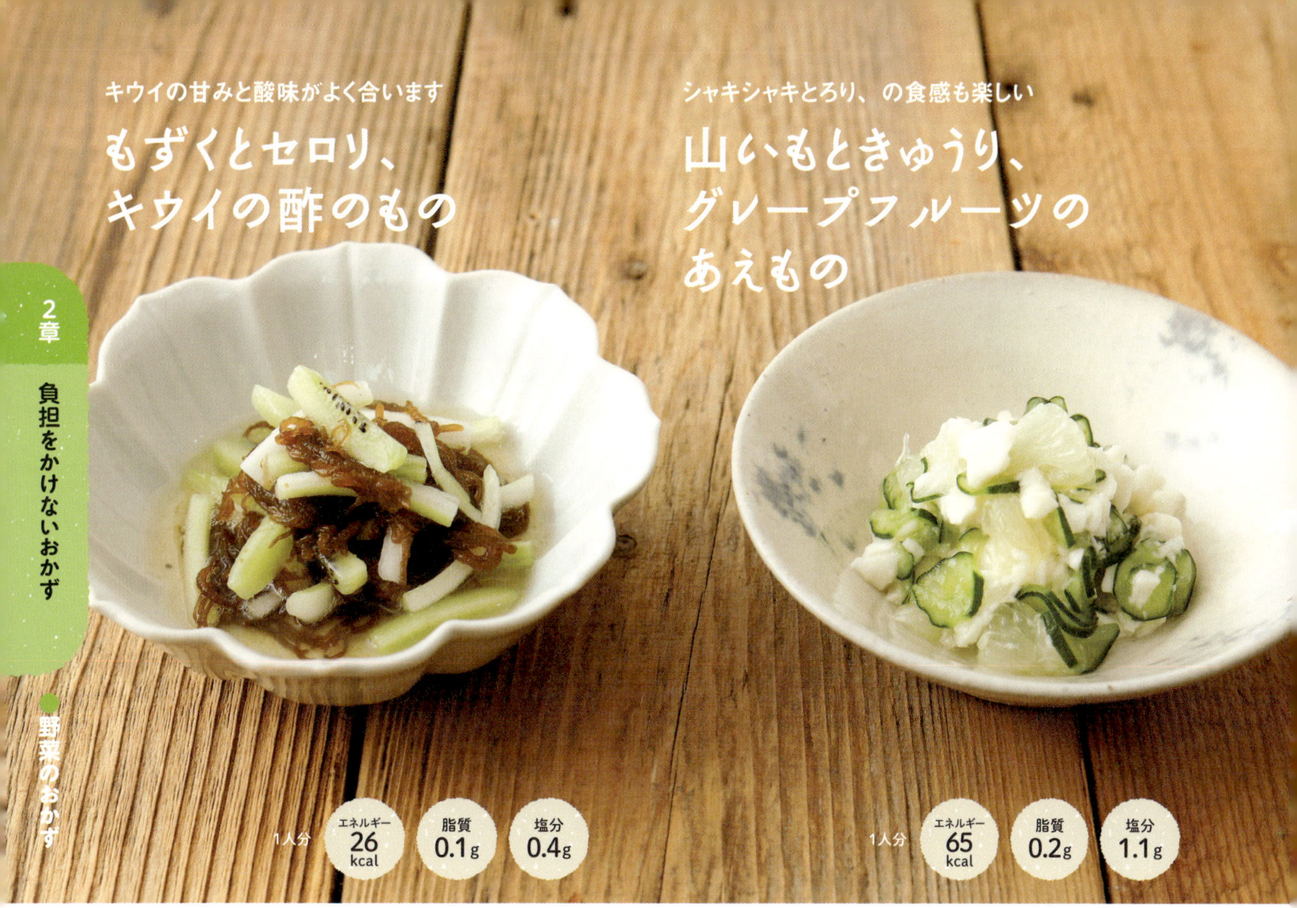

キウイの甘みと酸味がよく合います

もずくとセロリ、キウイの酢のもの

1人分 エネルギー 26kcal 脂質 0.1g 塩分 0.4g

材料（1人分）

もずく		½パック（25g）
セロリ		30g
キウイ		30g
A	酢、だし汁	各大さじ1
	塩	ミニスプーン¼

作り方

1 セロリ、キウイは3㎝長さの細切りにする。

2 もずく、1を合わせてAであえる。

低脂質でもおいしく！

さわやかな甘みと酸味のキウイを加えて、味わいに変化をつけましょう。食物繊維も豊富です。

シャキシャキとろり、の食感も楽しい

山いもときゅうり、グレープフルーツのあえもの

1人分 エネルギー 65kcal 脂質 0.2g 塩分 1.1g

材料（1人分）

山いも		50g
きゅうり		½本（40g）
塩		ミニスプーン1
グレープフルーツ		50g
A	酢	大さじ½
	砂糖	小さじ½
	塩	少量

作り方

1 山いもは皮をむき、酢少量（分量外）を加えた水に20分さらす。水洗いしてぬめりを落とし、水けをふき、ひと口大に切ってポリ袋に入れ、めん棒などでたたく。

2 きゅうりは縞目に皮をむき、小口切りにする。塩をふってもみ、しんなりしたら水けをしぼる。グレープフルーツは薄皮を除いてざっとほぐす。

3 1、2をAであえる。

低脂質でもおいしく！

グレープフルーツを加えて、エネルギーを上げずにビタミン補給。

甘酢でさっぱりとした箸休めに

大根ときゅうりのなます

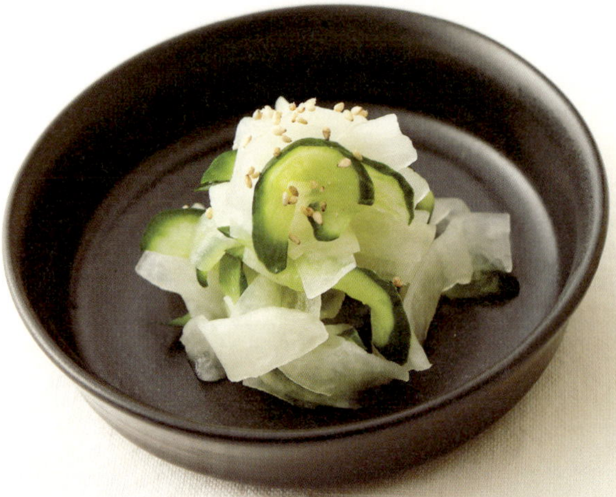

1人分　エネルギー 23kcal　脂質 0.2g　塩分 0.8g

材料（1人分）

大根	50g
きゅうり	½本（50g）
塩	小さじ⅓
A　酢	大さじ1
A　砂糖	小さじ¼
A　塩	ミニスプーン¼
白いりごま	少量

作り方

1 大根は薄い短冊切り、きゅうりは皮を縞目にむき、縦半分に切ってから斜め薄切りにする。合わせて塩をふり、20～30分おき、軽くもんでしんなりしたらさっと洗って水けをしぼる。

2 1をAであえ、器に盛り、白ごまをふる。

低脂質でもおいしく!

ごまをふって香りとコクをアップ。混ぜ込むとたっぷり使ってしまうので、仕上げにパラリと散らしましょう。

おかかのうまみで油なしでも大満足

ほうれん草とえのきのおかかあえ

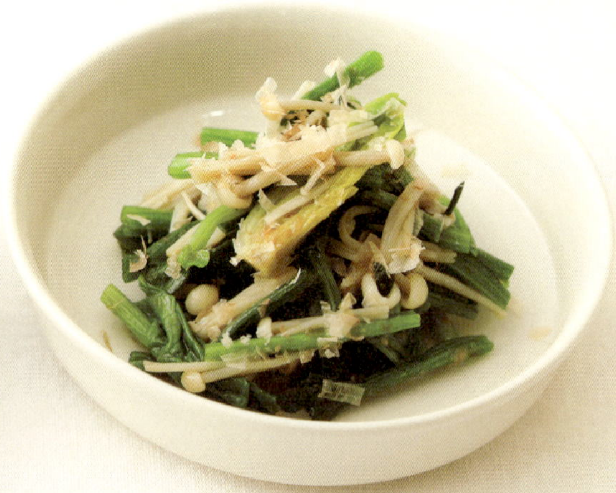

1人分　エネルギー 26kcal　脂質 0.3g　塩分 0.3g

材料（1人分）

ほうれん草	¼束（50g）
えのきたけ	20g
A　だし汁	大さじ½
A　しょうゆ、みりん	各小さじ¼
削り節	1袋（2g）

作り方

1 ほうれん草はゆでて冷水にとり、水けをしぼって3～4cm長さに切る。えのきは3cm長さに切り、アルミホイルで包んで魚焼きグリルで5～6分焼く。

2 1をAであえ、削り節を混ぜる。

低脂質でもおいしく!

手軽にうまみをプラスできる削り節は、常備しておくと重宝します。

刻んだ玉ねぎのドレッシングがポイント

トマトサラダ

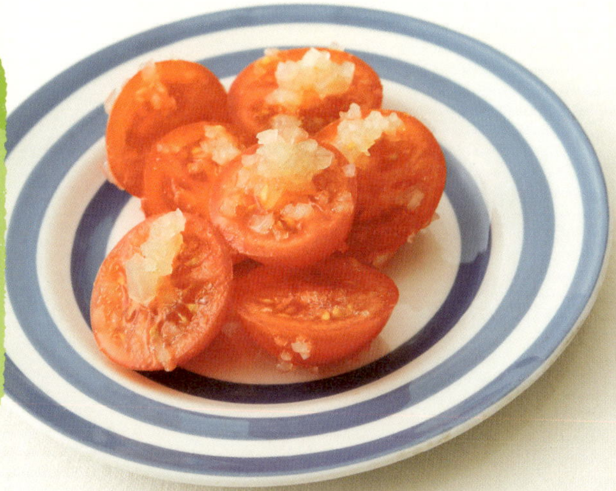

1人分　エネルギー 41 kcal　脂質 0.1g　塩分 0.3g

材料（1人分）

トマト……小4個
玉ねぎ……⅛個（25g）
A 酢……大さじ1と½
　砂糖……小さじ¼
　塩……ミニスプーン¼

作り方

1 トマトは半分に切る。玉ねぎはみじん切りにして水にさらし、水けをしぼる。
2 玉ねぎとAを合わせ、トマトとあえる。

低脂質でもおいしく!
食感のアクセントになる玉ねぎ。しっかり味をからめる役割も果たしてくれます。

食物繊維豊富なかぼちゃでコレステロールをカット

かぼちゃとツナのサラダ

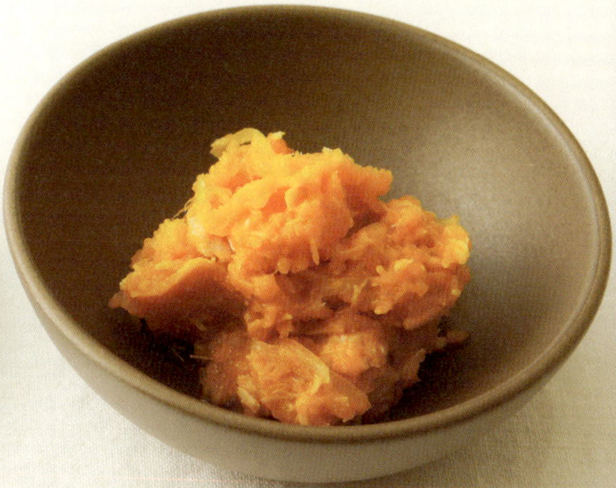

1人分　エネルギー 90 kcal　脂質 0.4g　塩分 0.5g

材料（1人分）

かぼちゃ……75g
ツナ缶（ノンオイル）……20g
玉ねぎ……15g
塩……少量
A レモン汁……大さじ½
　塩……ミニスプーン¼
　こしょう……少量

作り方

1 かぼちゃは皮をむいてひと口大に切り、やわらかくゆでてつぶす。ツナは汁けをきる。玉ねぎは薄切りにして塩をふってもみ、水洗いして水けをしぼる。
2 1を合わせ、Aであえる。

低脂質でもおいしく!
ツナは水煮缶を使って脂肪をカットしましょう。レモンを効かせてかぼちゃの甘みを際立たせます。

豆腐・卵のおかず

豆腐は低脂質、高たんぱく。ここでは木綿豆腐を使いましたが、絹ごしを選ぶとより低脂質に。卵はコレステロールを含みますが、体に必要な栄養もたっぷり。食べすぎに注意して、おいしく調理しましょう。

マーボー豆腐

たっぷりの野菜で、うまみと食べごたえを出します

作り方

1. 小ねぎ以外の野菜としめじはすべて5mm角に切る。
2. 鍋にAを煮立て、1を加えて中火で4～5分煮て、豆腐を加える。へらで1.5cm角くらいにくずしながらさらに4～5分煮る。
3. 同量の水で溶いた片栗粉でとろみをつけ、器に盛り、小ねぎを散らす。

材料（1人分）

	木綿豆腐	$\frac{1}{3}$丁（100g）
	玉ねぎ	$\frac{1}{8}$個（25g）
	セロリ	20g
	しめじ	20g
	にんじん	15g
A	だし汁	$\frac{3}{4}$カップ
	砂糖	小さじ$\frac{1}{4}$
	オイスターソース	小さじ$\frac{1}{6}$
	豆板醤	小さじ$\frac{1}{8}$
	片栗粉	小さじ1
	小ねぎ（小口切り）	少量

1人分　エネルギー 112kcal　脂質 4.4g　塩分 0.6g

低脂質でもおいしく！

炒めずにだし汁で煮て、油を使わずに仕上げます。うまみの強いきのこやたっぷりの野菜を加えれば、肉なしでも満足の味わいになります。

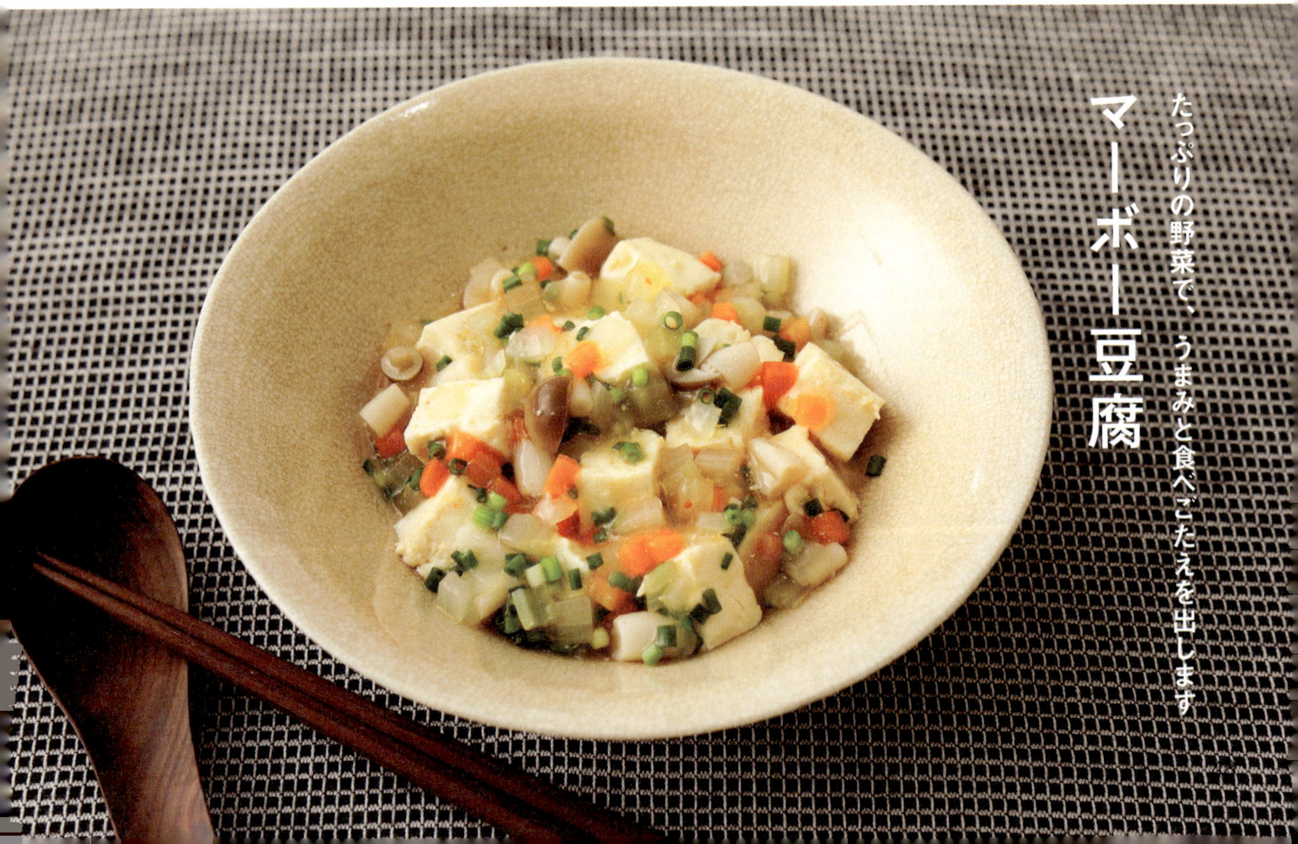

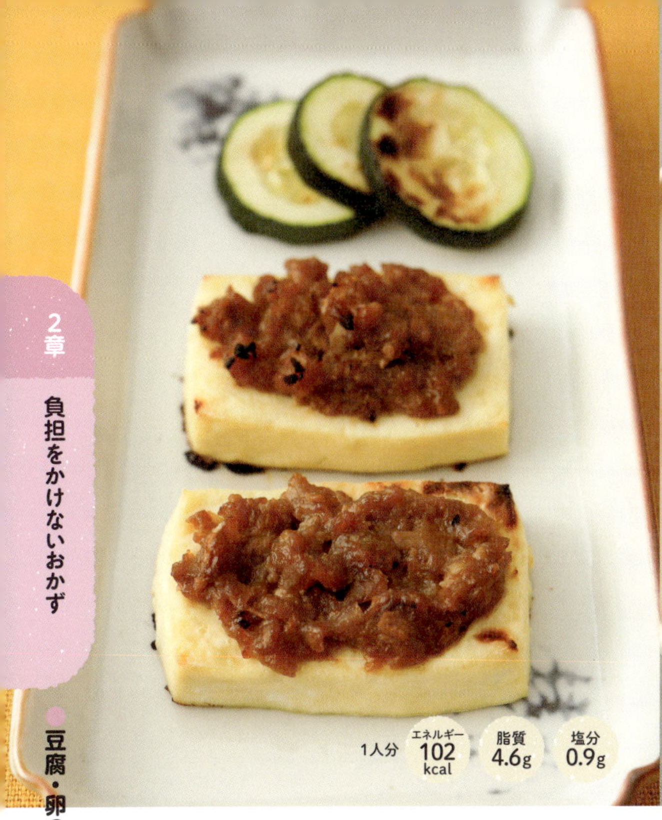

1人分 エネルギー 102kcal 脂質 4.6g 塩分 0.9g

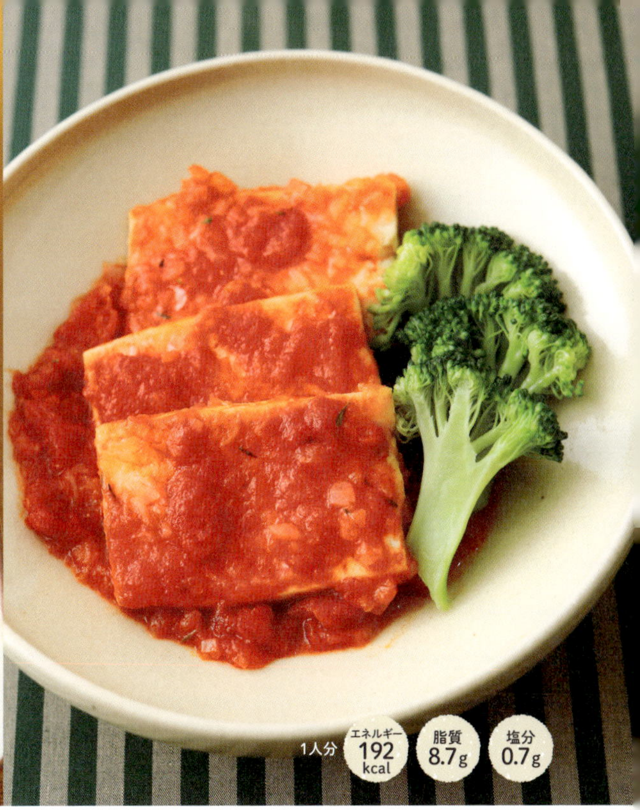

1人分 エネルギー 192kcal 脂質 8.7g 塩分 0.7g

こんがり香ばしさも風味をアップ

豆腐田楽

材料（1人分）

- 木綿豆腐……⅓丁（100g）
- ●野菜みそ（2人分）
  - なす……1本（60g）
  - みょうが……2本（40g）
  - A みそ……小さじ2
  - A 砂糖……小さじ1
- ズッキーニ……3cm（50g）

作り方

1 なすは焼き網で皮がこげるまで焼き、皮をむいてみじん切りにする。みょうがは縦半分に切って焼き網で焼き、みじん切りにする。

2 鍋に1とAを入れてよく混ぜ、中火でぽってりとするまで煮つめる。

3 豆腐は1cm厚さに切って水けをとり、魚焼きグリルで5～6分焼く。2の半量を等分にのせ、さらに5～6分、こんがりするまで焼く。7～8mm厚さの輪切りにしたズッキーニも一緒に焼き、器に盛り合わせる。

低脂質でもおいしく!

なすとみょうがを混ぜ込んだ野菜みそで、うまみとボリューム増。あっさり味の豆腐も食べごたえが出ます。

ほんのりハーブの香りがアクセントに

豆腐のトマト煮

材料（1人分）

- 木綿豆腐……½丁（150g）
- 小麦粉……少量
- オリーブオイル……小さじ½
- 玉ねぎ……⅛個（25g）
- A カットトマト缶……75g
- A 湯……¼カップ
- A しょうゆ……小さじ½
- A ローリエ……¼枚
- A ドライタイム……少量
- ブロッコリー……1房（20g）

作り方

1 豆腐は1cm厚さに切って水けをとる。玉ねぎはみじん切りにする。ブロッコリーは食べやすく切ってゆでる。

2 フライパンにオリーブオイルを中火で熱し、豆腐の上下の面に小麦粉をまぶして入れ、両面を焼く。玉ねぎ、Aを加え、ほとんど汁けがなくなるまで4～5分煮る。器に盛り、ブロッコリーを添える。

低脂質でもおいしく!

豆腐の両面に軽く小麦粉をまぶして焼くことで、ソースがしっかりからみます。

ホタテや鶏ささみでもおいしくできます

カキとごぼうの卵とじ

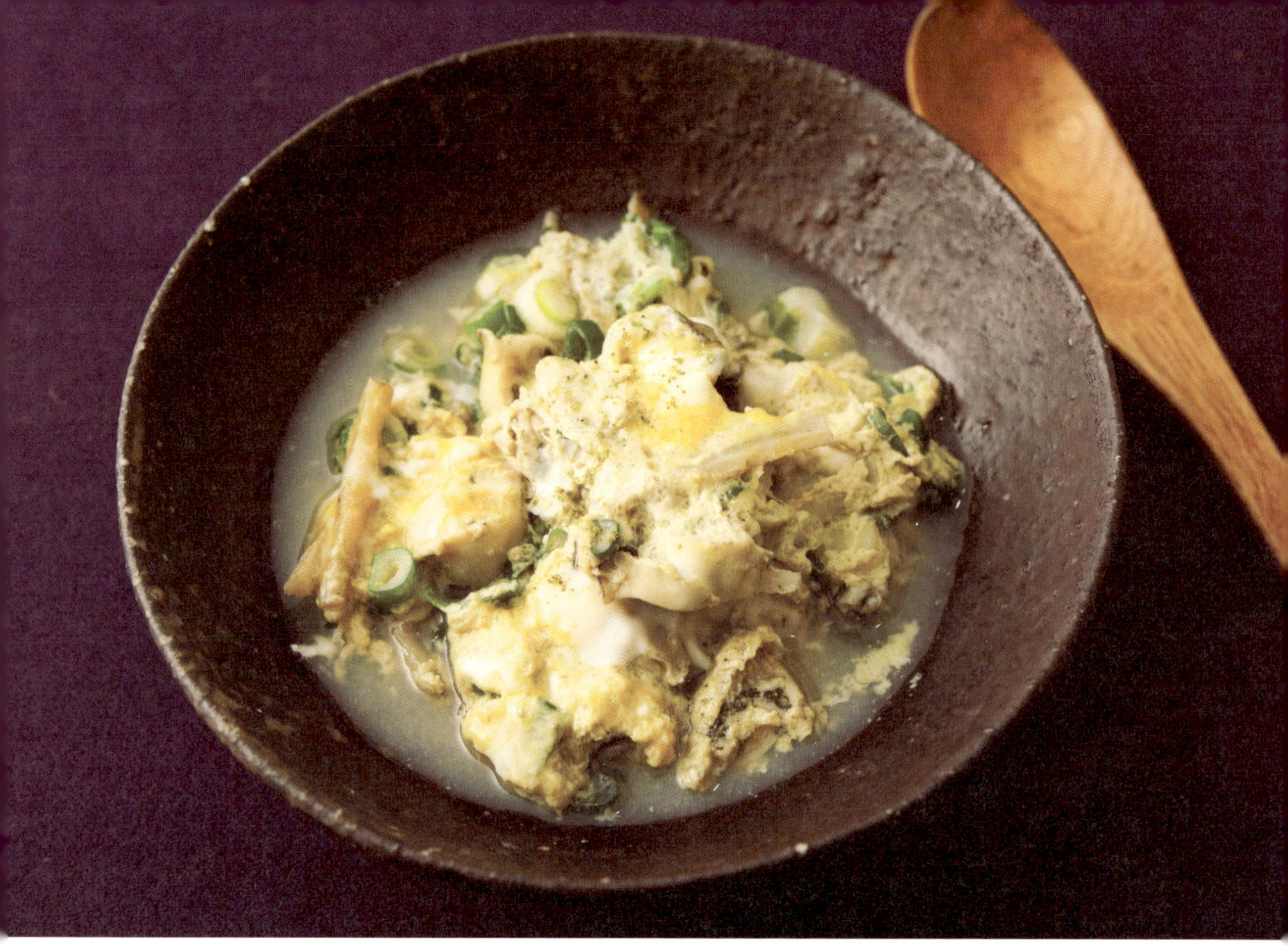

材料（1人分）

カキ		80g
ごぼう		20g
わけぎ		1本（25g）
卵		1個
A	だし汁	½カップ
	しょうゆ、砂糖	各小さじ½
粉山椒		少量

作り方

1 ごぼうはやわらかめにゆで、めん棒などでたたいて割れ目を入れ、細切りにする。わけぎは小口切りにする。カキは水洗いして水けをきり、7〜8㎜幅に切る。

2 鍋にAを中火で煮立て、ごぼう、カキを入れる。再び煮立ったらわけぎを加え、2〜3分煮る。

3 溶きほぐした卵をまわし入れ、好みの加減に火を通す。

4 器に盛り、山椒をふる。

1人分　エネルギー 154kcal　脂質 6.3g　塩分 1.8g

低脂質でもおいしく！

ごぼうはやわらかめにゆでてからたたき、食べやすく。うまみたっぷりのカキは、消化がよくビタミンやミネラルも豊富に含む優秀食材です。

中華風茶碗蒸し

しょうがと香菜の香りで中華風に

材料（2人分）

卵……1個
豚ヒレ肉……50g
長ねぎ……10cm（30g）
だし汁……1カップ
A しょうが（みじん切り）……小さじ1
　酒……小さじ1
　塩……ミニスプーン¼
　こしょう……少量
香菜……少量

作り方

1 豚肉は細かく刻み、長ねぎはみじん切りにする。ボウルに合わせ、Aを混ぜる。
2 卵を溶きほぐし、だし汁を加えて混ぜる。
3 耐熱の器に1を等分に入れ、2を注ぐ。
4 蒸気の上がった蒸し器に入れ、強火で2～3分蒸す。弱火にし、12～13分蒸す。香菜をのせる。

低脂質でもおいしく！

具に刻んだヒレ肉を加え、脂質を抑えつつ、食べごたえのある茶碗蒸しに仕上げます。

平焼きオムレツ

ザーサイのおかげで味つけいらず

材料（2人分）

卵……2個
にら……1束（100g）
パプリカ（赤）……¼個（40g）
ザーサイ（味つき）……20g
サラダ油……小さじ½
サニーレタス……½枚（10g）
きゅうり……30g

作り方

1 にらは小口切り、パプリカとザーサイはみじん切りにする。
2 卵を溶きほぐし、1を加えて混ぜる。
3 フライパンにサラダ油を中火で熱し、2を流し入れ、両面をこんがりと焼く。食べやすく切って器に盛り、ちぎったサニーレタス、斜め薄切りにしたきゅうりを添える。

低脂質でもおいしく！

たっぷりとにらを混ぜ込んでボリュームアップ。ザーサイが味と食感のアクセントになります。

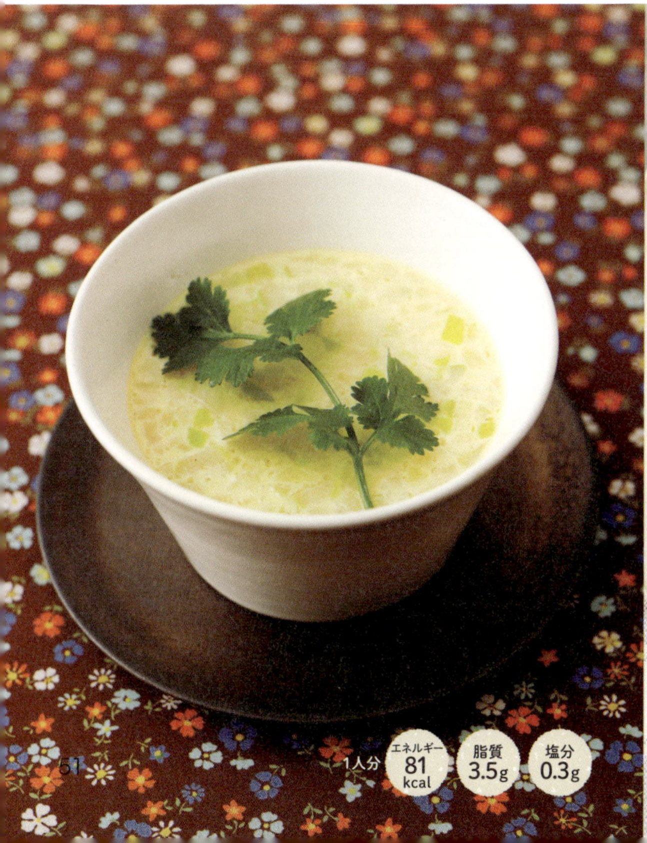

1人分 エネルギー 81kcal 脂質 3.5g 塩分 0.3g

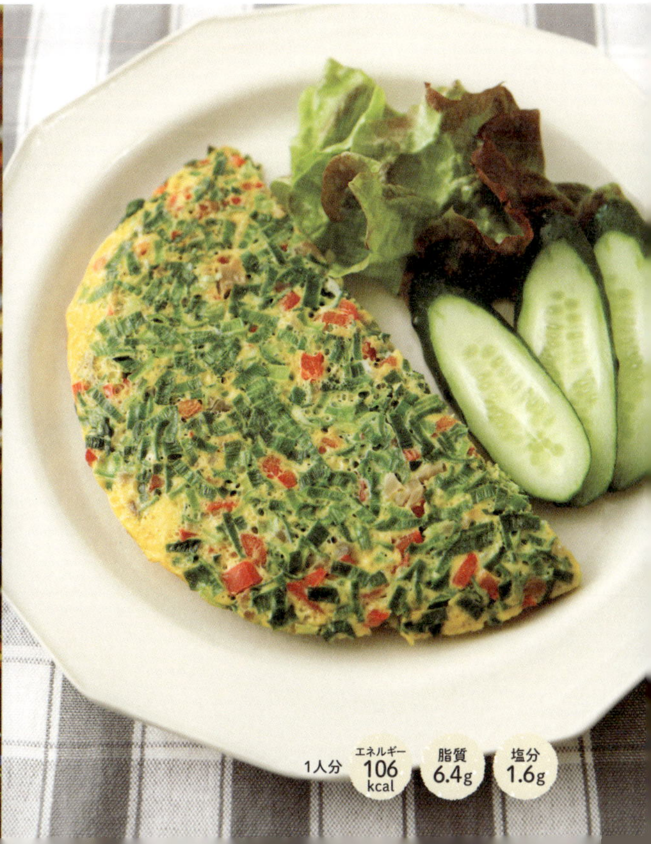

1人分 エネルギー 106kcal 脂質 6.4g 塩分 1.6g

あったか鍋・スープ

ひと皿で満足感の高い鍋料理や具だくさんスープ。
油を使わずおいしくできるのもうれしいところです。
塩分を抑えるには、汁けをちょっぴり少なめにするのがコツ。

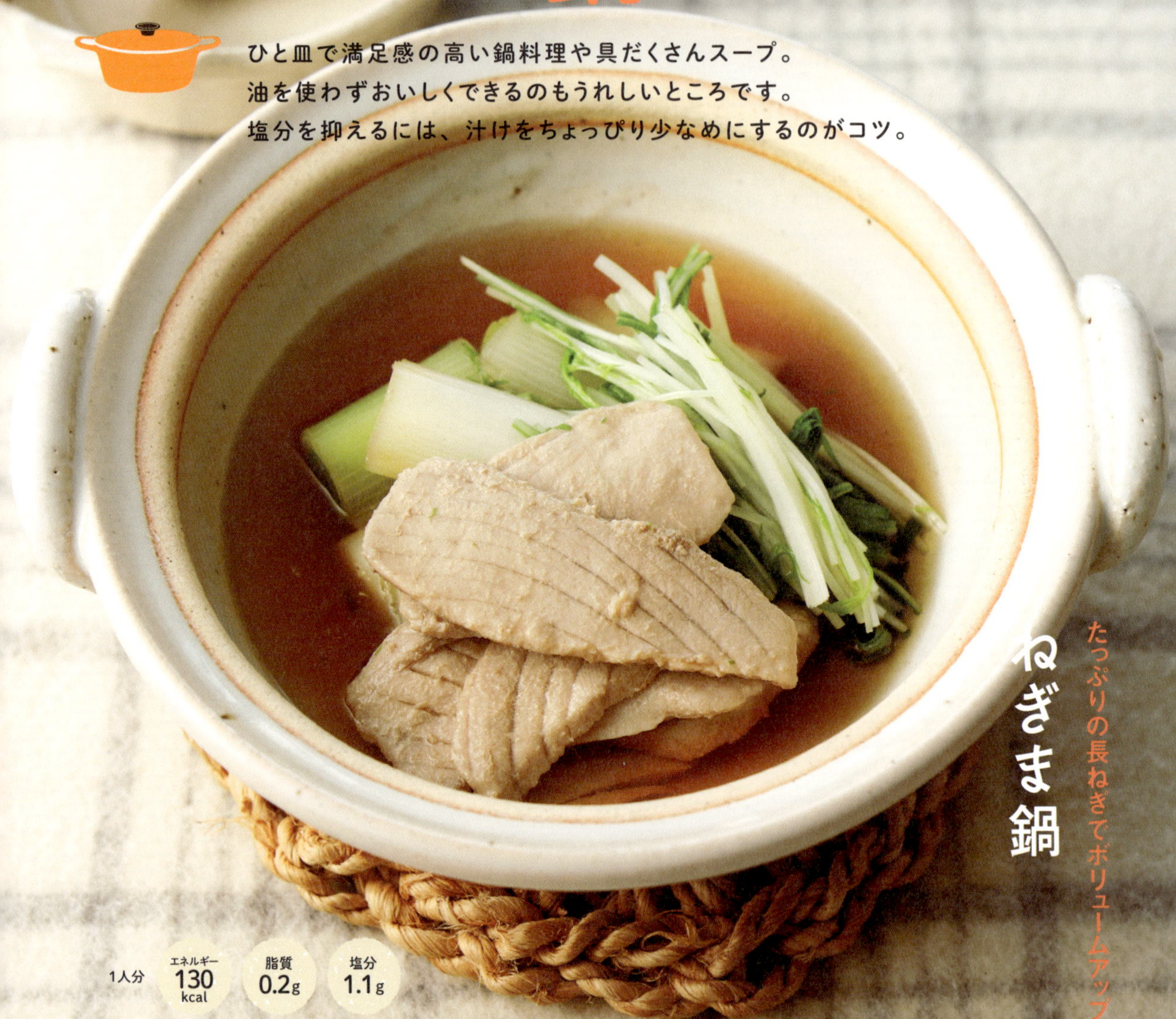

たっぷりの長ねぎでボリュームアップ

ねぎま鍋

1人分　エネルギー 130 kcal　脂質 0.2g　塩分 1.1g

作り方

1 マグロは5mm厚さに切る。長ねぎは4cm、水菜は5cm長さに切る。
2 鍋にAを中火で煮立て、長ねぎを入れ、ふたをして7〜8分煮る。マグロ、水菜を加えてひと煮する。

材料（1人分）

	マグロ	80g
	長ねぎ	1本（100g）
	水菜	1株（30g）
A	だし汁	¾カップ
	しょうゆ	小さじ1
	みりん	小さじ½

低脂質でもおいしく！

マグロは脂質の少ないキハダマグロ、メジマグロを選んで。さっと煮るくらいにして、しっとりと仕上げます。

鶏だんごに加えたれんこんの食感が心地いい

れんこん入り鶏だんごのみぞれ鍋

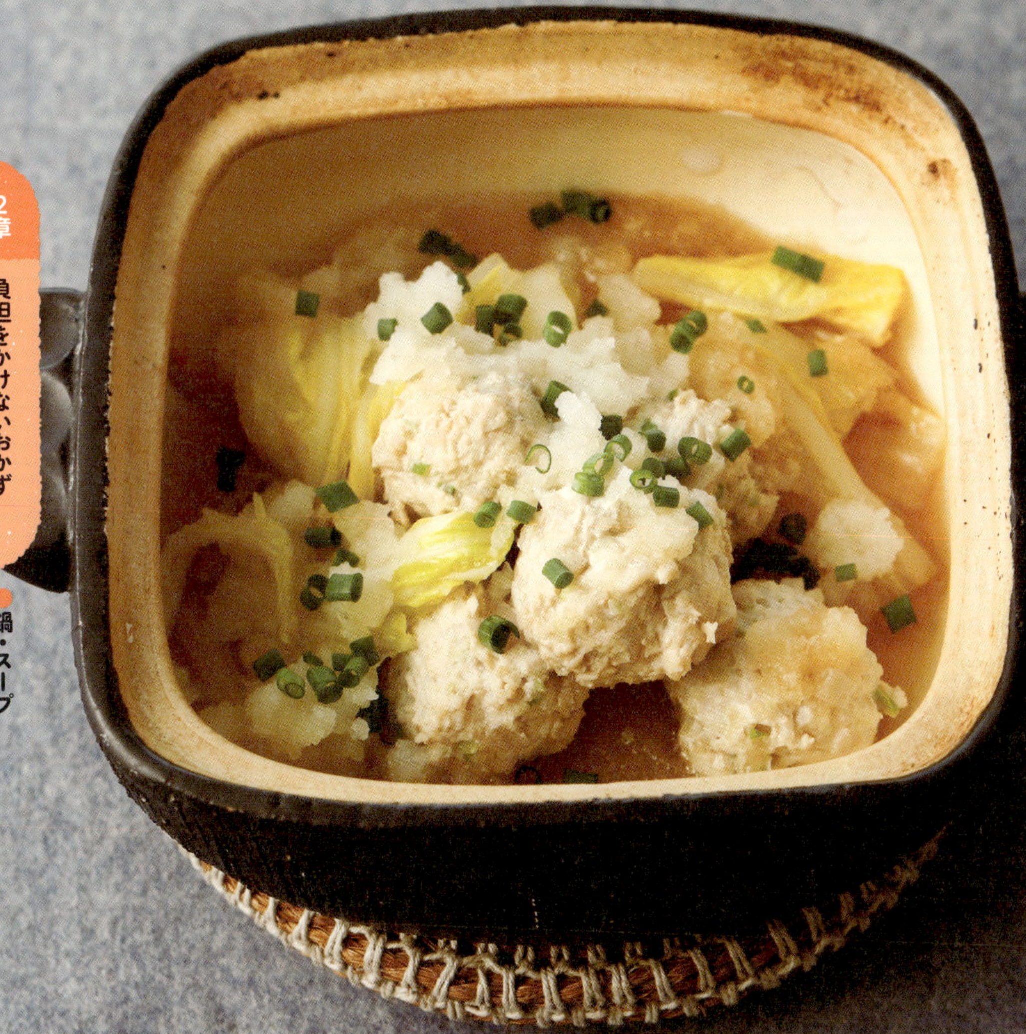

作り方

1 白菜は大きめのひと口大に切る。大根はすりおろし、ざるにあけて水けをきる。れんこんは粗みじん切りにする。
2 ひき肉にAとれんこんを加えてよく混ぜる。
3 鍋にBを中火で煮立て、2をひと口大に丸めながら入れ、表面の色が変わったら白菜を加える。ふたをして7～8分煮る。
4 1の大根おろしを広げるようにのせてひと煮し、小ねぎを散らす。

材料（1人分）

	鶏ささみひき肉	75g
	れんこん	20g
	白菜	2枚（200g）
	大根	150g
A	塩	ミニスプーン $\frac{1}{4}$
A	長ねぎ（みじん切り）	大さじ2
B	だし汁	$\frac{3}{4}$ カップ
B	しょうゆ	小さじ1
B	みりん	小さじ $\frac{1}{2}$
	小ねぎ（小口切り）	少量

1人分　エネルギー 168kcal　脂質 1.0g　塩分 1.4g

低脂質でもおいしく!

煮汁に大根おろしを加えることで、だしの効いたおいしい煮汁がたっぷりと鶏だんごにからみます。

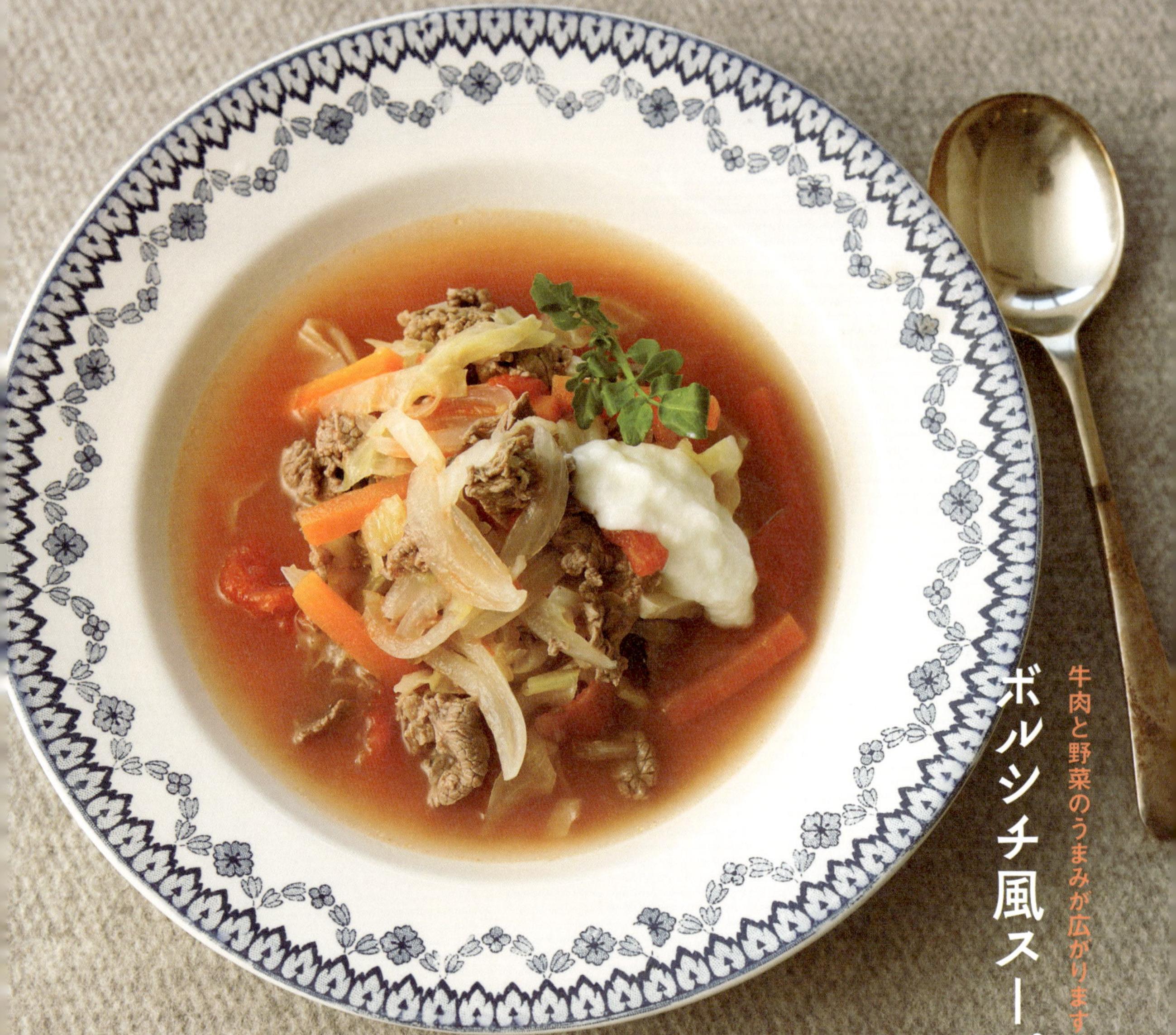

牛肉と野菜のうまみが広がります

ボルシチ風スープ

1人分　エネルギー 141kcal　脂質 5.3g　塩分 0.5g

作り方

1 牛肉は1㎝幅に切る。キャベツ、玉ねぎ、にんじんは細切りにする。ヨーグルトはキッチンペーパーを敷いたざるにのせて水きりをする。

2 鍋にだし汁を中火で煮立て、牛肉を入れ、色が変わったらアクをとる。にんにく、1の野菜、カットトマト、ローリエを加え、弱火で野菜がくったりするまで10分煮る。

3 塩、こしょうを加え、器に盛り、ヨーグルトとクレソンを添える。

材料（1人分）

牛もも薄切り肉	50g
にんにく（薄切り）	2枚
キャベツ	1枚（50g）
玉ねぎ	1/8個（25g）
にんじん	20g
だし汁	3/4カップ
カットトマト缶	30g
ローリエ	1/4枚
塩	ミニスプーン1/4
こしょう	少量
プレーンヨーグルト（無糖・無脂肪）	大さじ2（30g）
クレソン	少量

低脂質でもおいしく！

牛肉は脂質の少ない輸入牛を選んでください。サワークリームの代わりに、水きりした無脂肪ヨーグルトをのせて、脂質を抑えつつ風味豊かに。

冷たいのはもちろん、温めてもおいしい

かぼちゃとトマトの冷製スープ

材料（1人分）

	かぼちゃ	50g
	トマト	125g
	玉ねぎ	1/8個（25g）
A	水	1/4カップ
	白ワイン	大さじ1/2
	塩	ミニスプーン1/4
	ローリエ	1/4枚
	ドライタイム	少量

作り方

1 かぼちゃは皮をむいて7～8mm厚さに切る。トマトはひと口大に、玉ねぎは薄切りにする。
2 鍋に1とAを入れて中火で煮立て、弱火で10分ほど、野菜が煮くずれるくらいまで煮る。
3 粗熱をとり、ローリエを除いてミキサーでなめらかにする。冷蔵庫で冷やして器に盛り、あればタイム（分量外）を飾る。

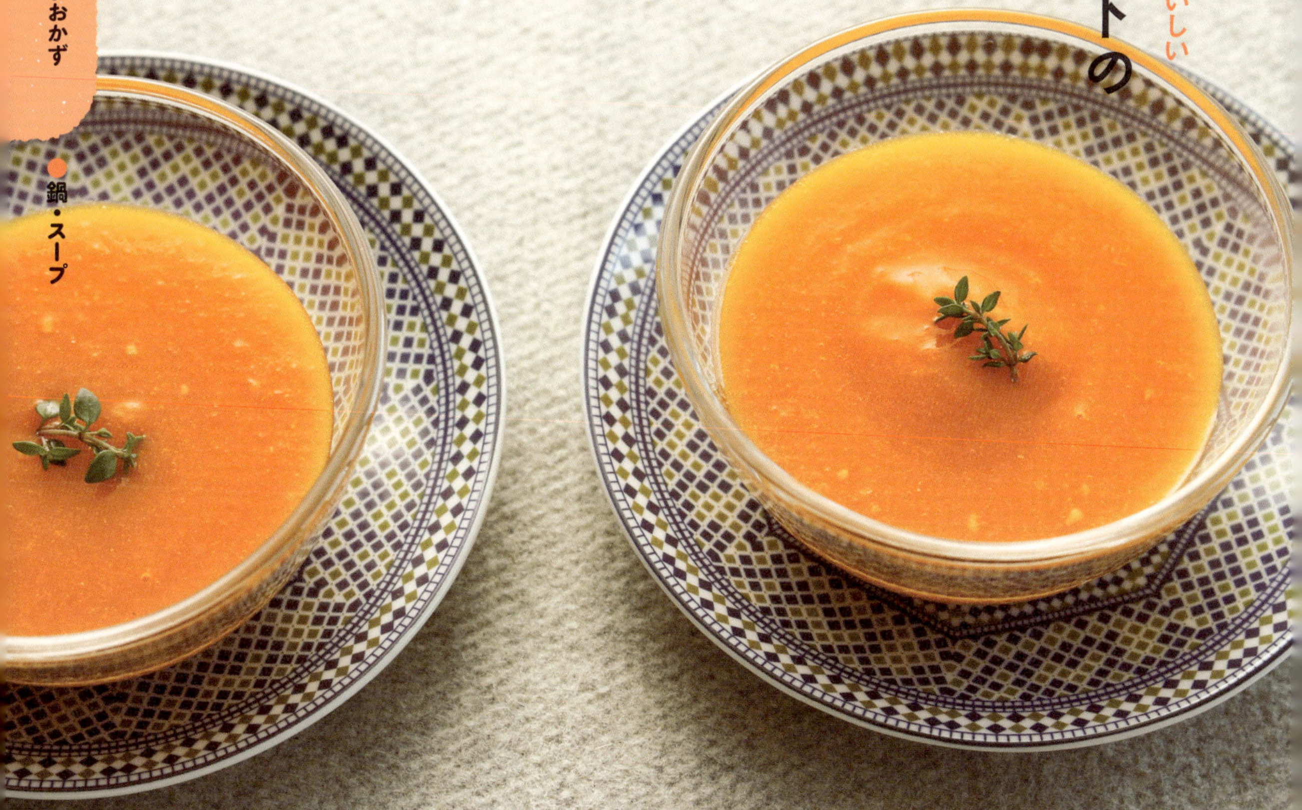

低脂質でもおいしく！

バターやオイルを使わない分、玉ねぎやトマトを加えてうまみを補います。かぼちゃは食物繊維が豊富でコレステロールの吸収を妨げる働きも。

1人分　エネルギー 84kcal　脂質 0.3g　塩分 0.3g

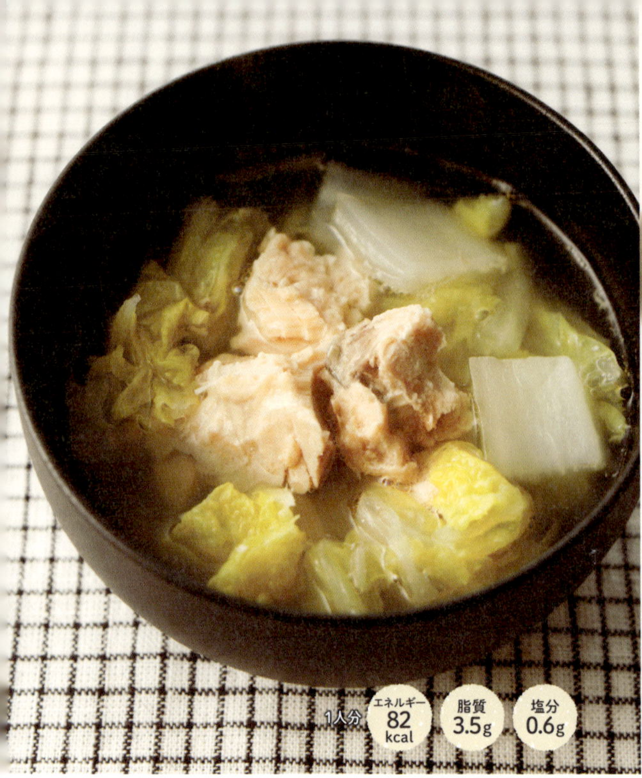
1人分
エネルギー 82 kcal
脂質 3.5g
塩分 0.6g

サケ缶を使った簡単スープ

白菜とサケ缶のスープ

材料（1人分）

- サケ水煮缶……40g
- 白菜……小1枚（75g）
- ローリエ……1/4枚
- だし汁……3/4カップ
- 塩……ミニスプーン1/4
- こしょう……少量

作り方

1. 白菜は2～3cm角に切る。鍋に白菜、だし汁、ローリエを入れて中火で煮立て、弱火にして7～8分煮る。
2. サケ缶を加えてひと煮し、塩、こしょうをふる。

低脂質でもおいしく！

サケからいい味が出て、シンプルな味つけでも奥行きが。

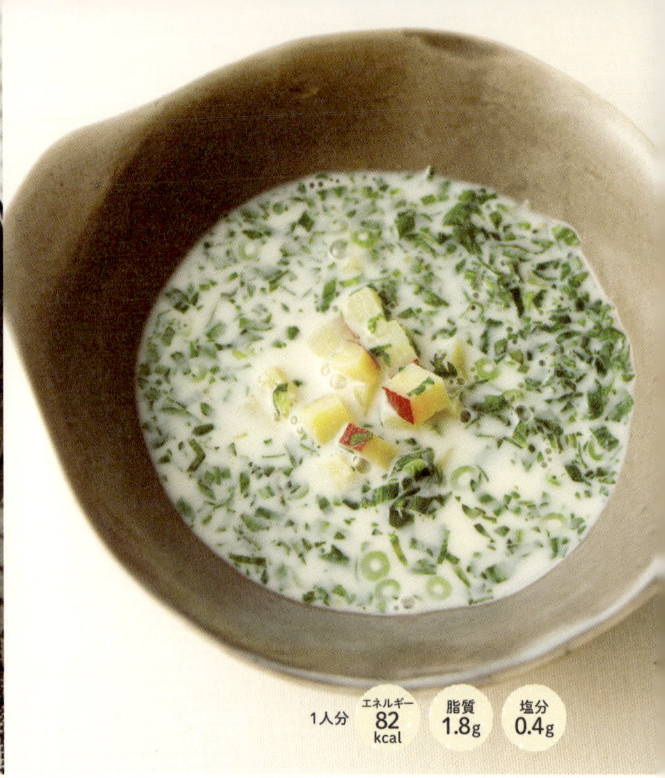
1人分
エネルギー 82 kcal
脂質 1.8g
塩分 0.4g

春菊のスッとする香りが広がる

春菊とさつまいもの豆乳スープ

材料（1人分）

- 春菊……1/4束（50g）
- さつまいも……25g
- だし汁、豆乳（成分無調整）……各大さじ5
- 塩……ミニスプーン1/4
- こしょう……少量

作り方

1. 春菊は細かく刻む。さつまいもは皮つきのまま7～8mm角に切り、水洗いする。
2. 鍋にだし汁とさつまいもを入れて中火で煮立て、さつまいもがやわらかくなるまで煮て、春菊を加える。
3. 再び煮立ったら豆乳を加えてひと煮し、塩、こしょうをふる。

低脂質でもおいしく！

成分無調整など脂質の少ない豆乳を使います。さつまいものほんのりとした甘みをプラスして、アクセントに。

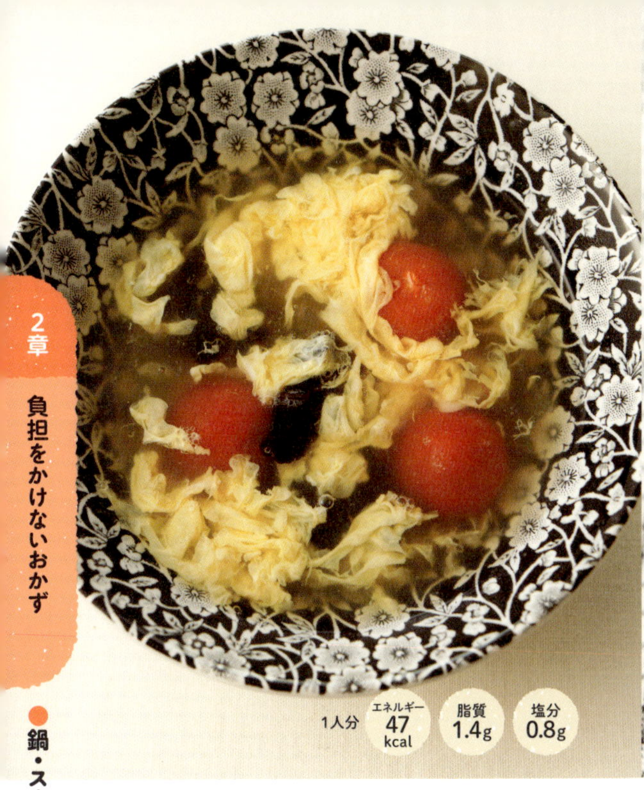

1人分 エネルギー 47kcal　脂質 1.4g　塩分 0.8g

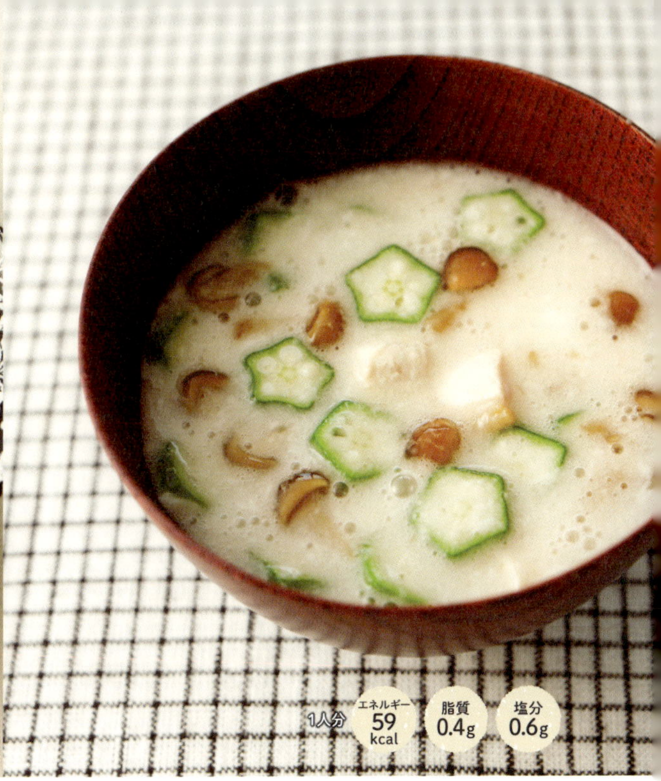

1人分 エネルギー 59kcal　脂質 0.4g　塩分 0.6g

中華風卵スープ

トマトのほどよい酸味ですっきり味に

材料（1人分）

ミニトマト	3個（45g）
きくらげ（乾燥）	2個
にんにく（薄切り）	2枚
だし汁	¾カップ
塩	ミニスプーン⅔
こしょう	少量
片栗粉	小さじ1
溶き卵	¼個分

作り方

1 ミニトマトは皮を湯むきする。きくらげは水につけてもどし、半分に切る。
2 鍋にだし汁を中火で煮立て、にんにく、1を入れ、1〜2分煮る。塩、こしょうを加え、同量の水で溶いた片栗粉でとろみをつける。
3 卵をまわし入れ、ふんわりと火を通す。

低脂質でもおいしく！
きくらげのコリコリとした歯ざわりがアクセントになります。

とろろ汁

とろみのある汁でおなか満足

材料（1人分）

山いも	40g
オクラ	3本（30g）
なめこ	¼袋（25g）
鶏ささみ	⅓本（15g）
だし汁	130mℓ
しょうゆ	小さじ½

作り方

1 オクラは小口切りにする。なめこはさっと水洗いする。ささみは1cm角に切る。
2 鍋にだし汁を中火で煮立て、ささみを入れ、色が変わるまで煮る。アクをとり、オクラ、なめこを加えて1〜2分煮て、火からおろす。
3 山いもは皮をむいて酢少量（分量外）を加えた水にさらし、ぬめりを落として水けをとる。すりおろし、2の汁を加えてのばす。具を混ぜ、しょうゆを加える。

低脂質でもおいしく！
食物繊維の豊富な食材を組み合わせて、おなかすっきり。

ごはん・麺・パン

おかずなしでも満足の主食メニューも、野菜たっぷりが基本。
時間のない朝食やランチにもぴったりの
ささっとできる簡単レシピばかりです。

香りのいいクレソンをたっぷりと混ぜ込んで

サケとクレソンのチャーハン

材料（1人分）

サケ	½切れ（50g）
クレソン	40g
温かいごはん	茶碗1杯分（150g）
白ワイン	小さじ1
塩	ミニスプーン½
こしょう	少量
ごま油	小さじ½

作り方

1 小鍋にサケを入れて白ワインをふり、湯大さじ2を加えてふたをし、蒸し煮にする。粗熱がとれたら汁けをきり、皮と骨を除いて身をほぐす。
2 クレソンは細かく刻む。
3 フライパンを熱して1をからいりし、パラリとしたらごはんを加えて炒め合わせる。塩、こしょうをふり、クレソンを加え、ごま油を混ぜる。

低脂質でもおいしく！

サケは先に蒸し煮にして、炒め油をカット。その分、仕上げに香りづけのごま油を少量ふりましょう。サケハラスやサーモンは脂質が高くなるので、選ぶときに注意が必要です。

1人分　エネルギー 347kcal　脂質 4.5g　塩分 0.6g

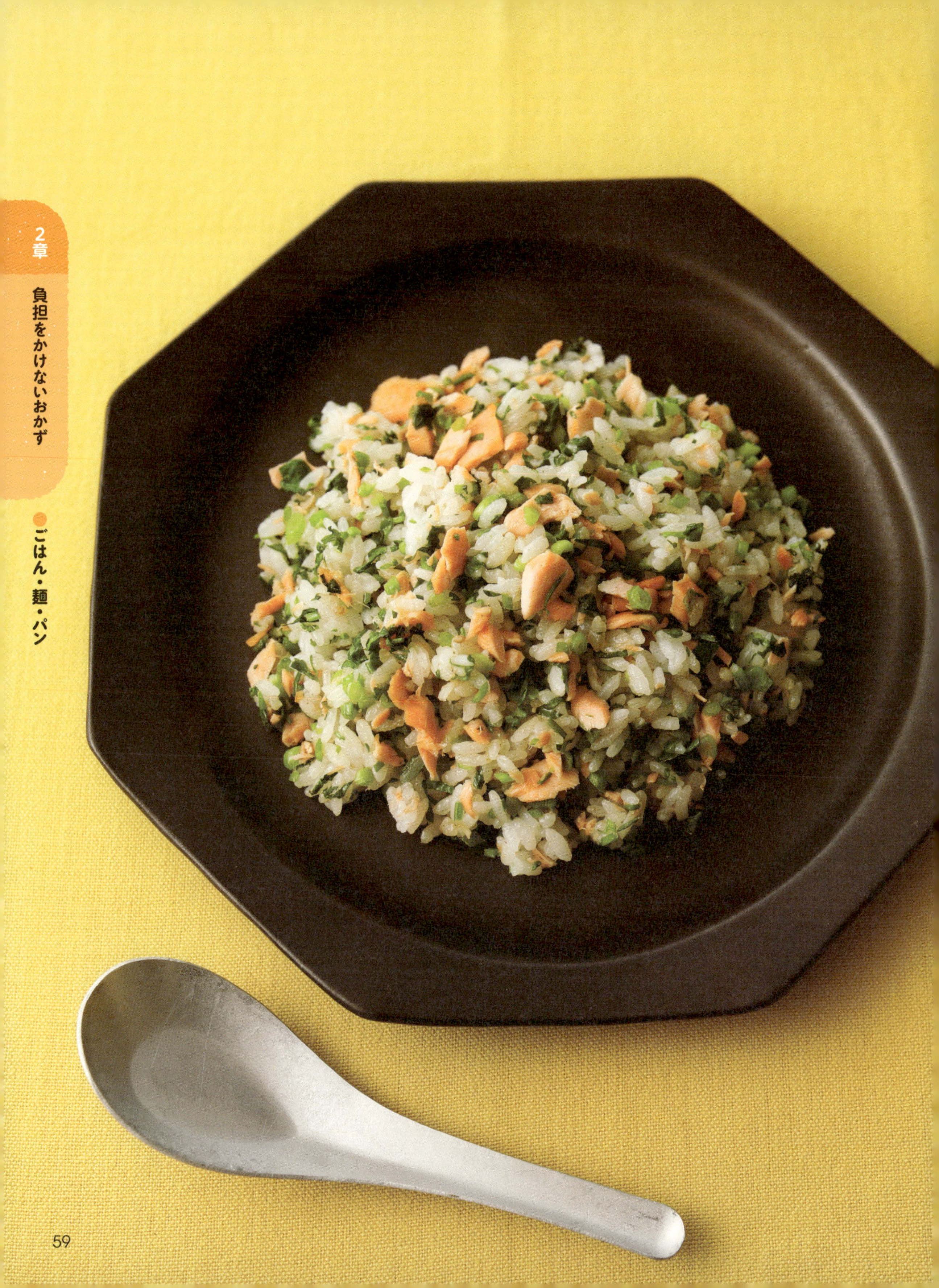

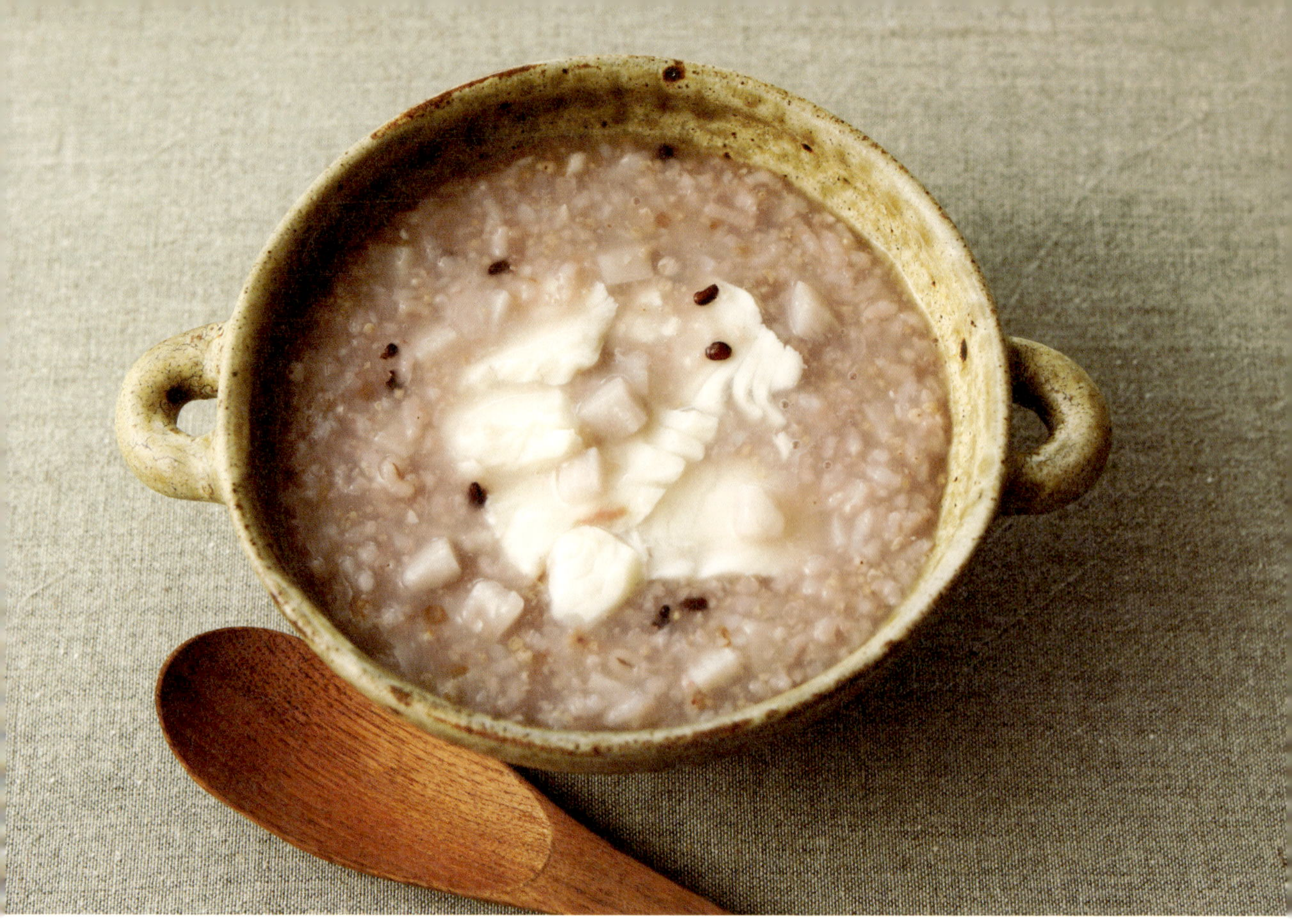

雑穀を加えた素朴な味わい。おなかにやさしい

里いもとタイの雑穀おかゆ

材料（1人分）

里いも	40g
タイ	25g
米	¼合
雑穀ミックス	大さじ1
塩	ミニスプーン¼
こしょう	少量

作り方

1 米は洗い、ざるに上げる。雑穀ミックスはさっと洗う。里いもは1cm角、タイはそぎ切りにする。

2 鍋に米、雑穀ミックス、水2カップを入れて中火で煮立て、弱火で30分ほど炊く。里いもを加え、さらに10分炊く。

3 タイを加えてひと混ぜし、火を止めて10分蒸らす。塩、こしょうを加える。

1人分　エネルギー 245 kcal　脂質 3.1g　塩分 0.3g

低脂質でもおいしく！

食物繊維豊富な雑穀と里いもを加えたおかゆで、少量の米でも食べごたえ充分。うまみをプラスするタイは、養殖ものよりも脂質の少ない天然ものを選びましょう。

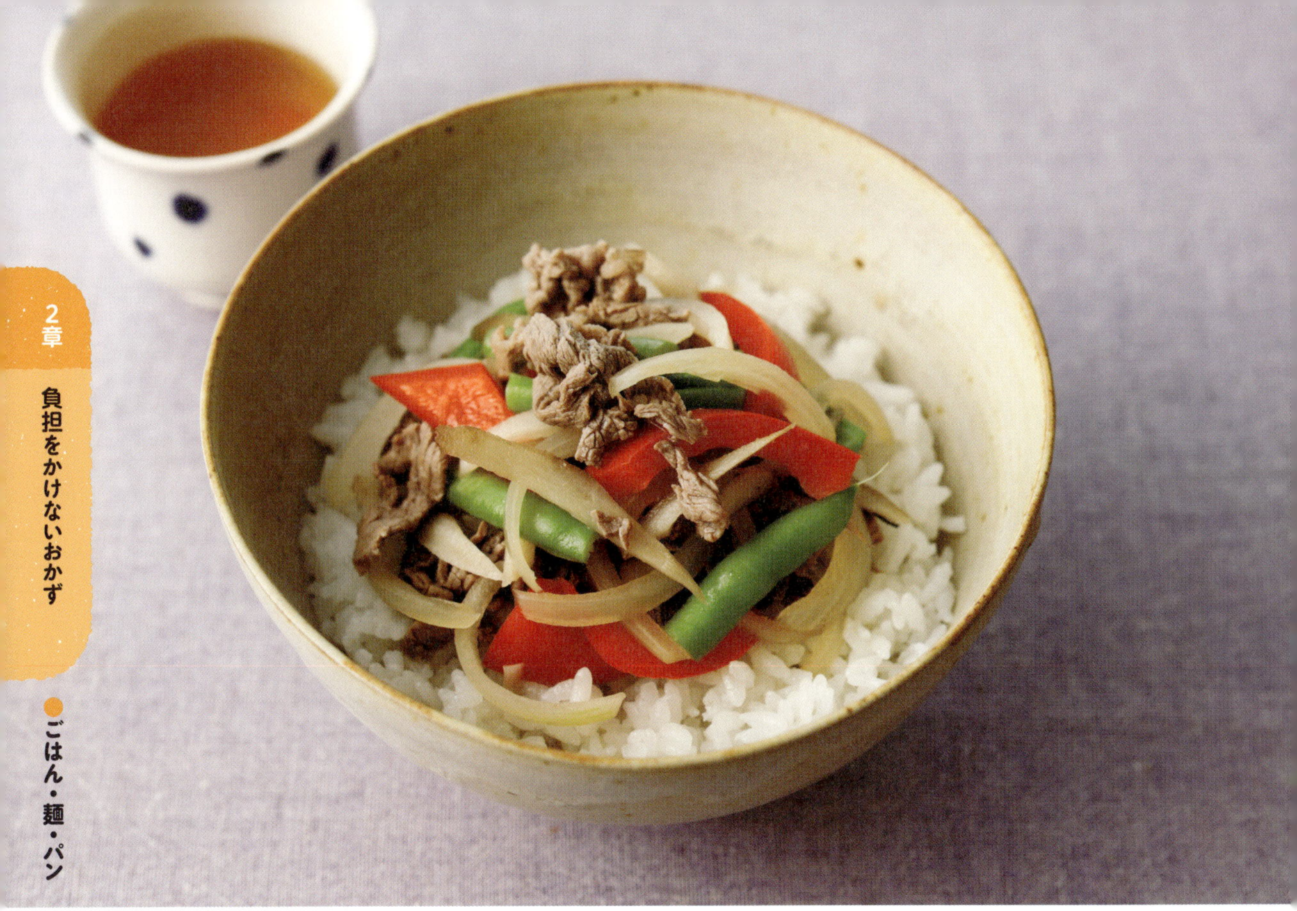

カラフル野菜で見た目にも満足感大

野菜たっぷり牛丼

材料（1人分）

牛もも薄切り肉	50g
ごぼう	20g
玉ねぎ	¼個（50g）
パプリカ	20g
さやいんげん	4本（15g）
温かいごはん	茶碗1杯分（150g）
A だし汁	¾カップ
A しょうゆ	小さじ1
A みりん	小さじ½

作り方

1 牛肉はひと口大に切る。ごぼうはささがきにし、5〜6分ゆでる。玉ねぎ、パプリカは4〜5㎜幅の細切りにする。いんげんは3㎝長さに切ってから縦半分に切る。

2 鍋にAを中火で煮立て、牛肉を入れて色が変わるまで煮る。アクをとり、ごぼう、玉ねぎを加え、7〜8分煮る。

3 パプリカ、いんげんを加え、さらに1〜2分煮る。器に盛ったごはんに煮汁ごとかける。

1人分　エネルギー 398 kcal　脂質 5.5g　塩分 1.1g

低脂質でもおいしく！

牛肉は脂質の少ない輸入牛を使います。たっぷりの野菜を合わせると、肉が少なくてもうまみが増します。

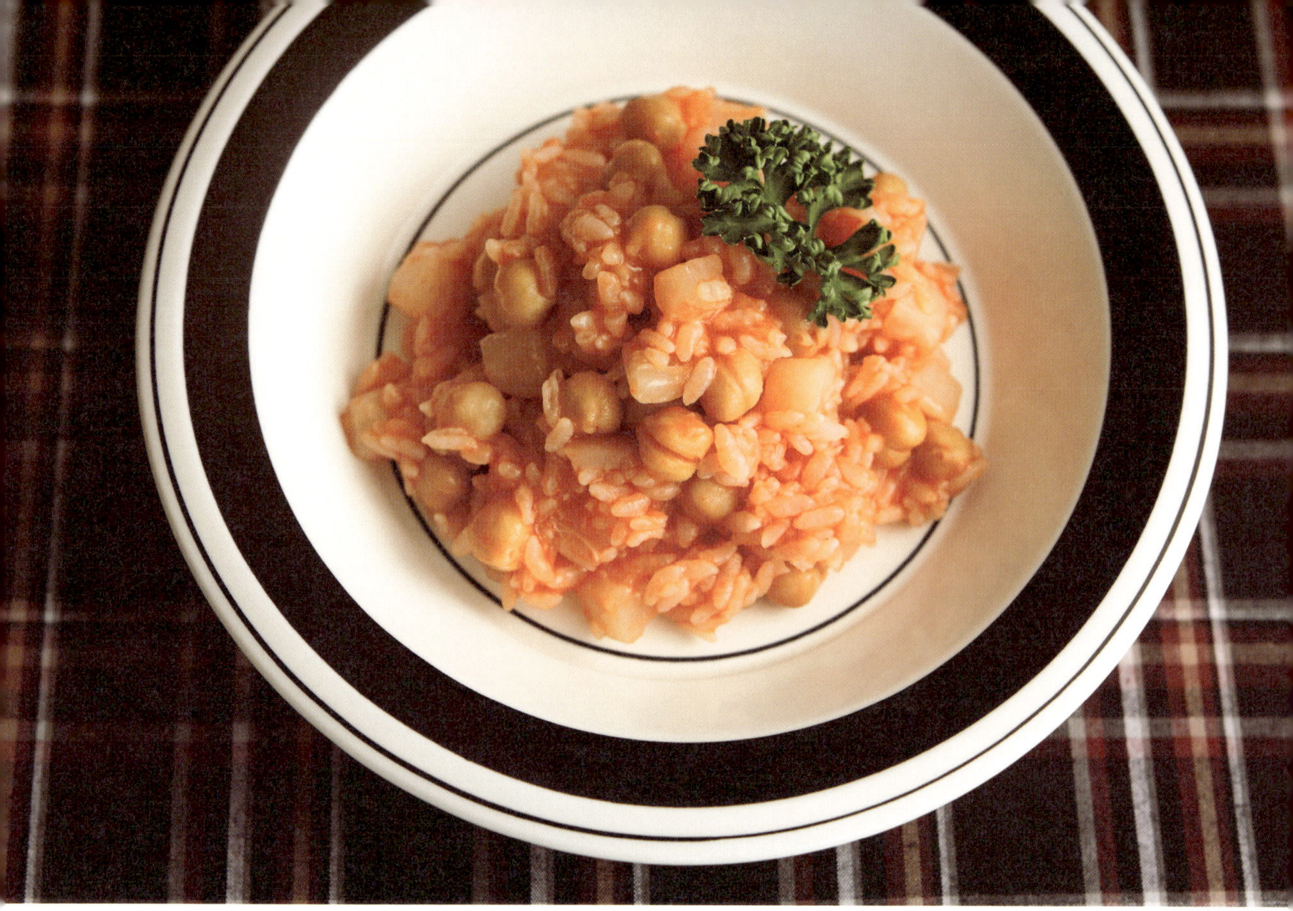

食感の違う具材で飽きずに食べられます

ひよこ豆とトマトのリゾット

材料（1人分）

ひよこ豆（水煮）……40g
かぶ……30g
温かいごはん……茶碗2/3杯分（100g）
ローリエ……1/4枚
トマトジュース（無塩）……1/2カップ
しょうゆ……小さじ1/2

作り方

1 かぶは1㎝角に切る。
2 鍋にかぶ、水大さじ1〜2を入れてふたをし、弱火で4〜5分蒸し煮にする。ひよこ豆、ローリエ、トマトジュースを加え、ときどき混ぜながら中火でとろりとするまで煮る。
3 ごはんを加え、混ぜながら汁けがなくなるまで煮て、しょうゆを加える。器に盛り、あればパセリ（分量外）を飾る。

低脂質でもおいしく！

トマトジュースを使って、手軽にうまみとコクをプラスします。

1人分　エネルギー 262kcal　脂質 1.4g　塩分 0.5g

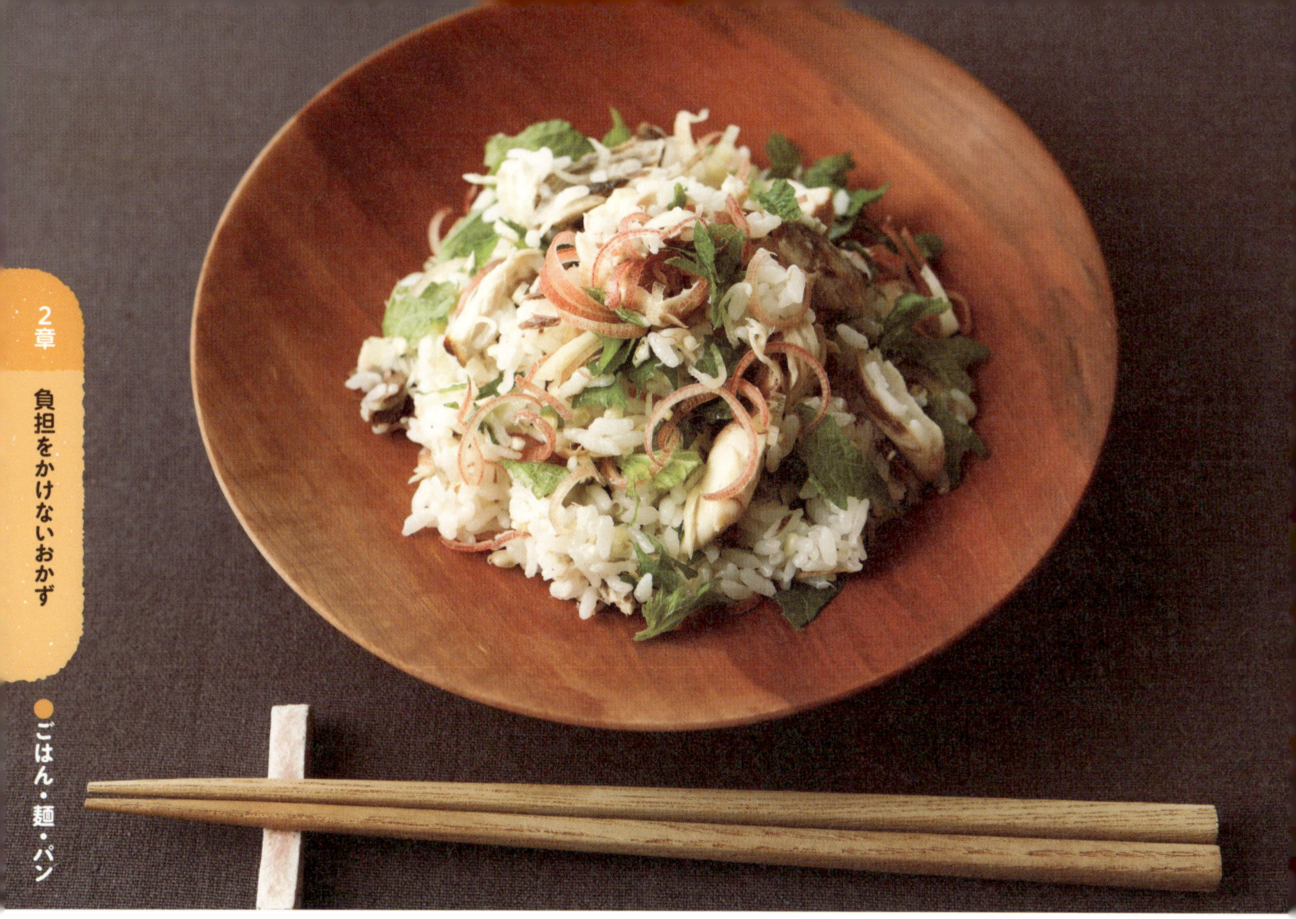

青じそとみょうがの香りがさわやか

焼きサバの混ぜずし

材料（1人分）

サバ……$\frac{1}{2}$切れ（50g）
酢……大さじ2
温かいごはん……茶碗1杯分（150g）
青じそ……5枚
みょうが……1個（20g）

作り方

1 サバは魚焼きグリルでこんがりと焼き、皮と骨を除いて身をほぐし、酢につける。
2 青じそはちぎる。みょうがは薄い小口切りにし、合わせて冷水にさらし、水けをきる。
3 ごはんに1を酢ごと加えてさっくりと混ぜ、2を混ぜる。

低脂質でもおいしく！

たっぷりの薬味野菜で香りよく。甘みがなくても満足のおいしさです。

1人分　エネルギー 387 kcal　脂質 8.9g　塩分 0.1g

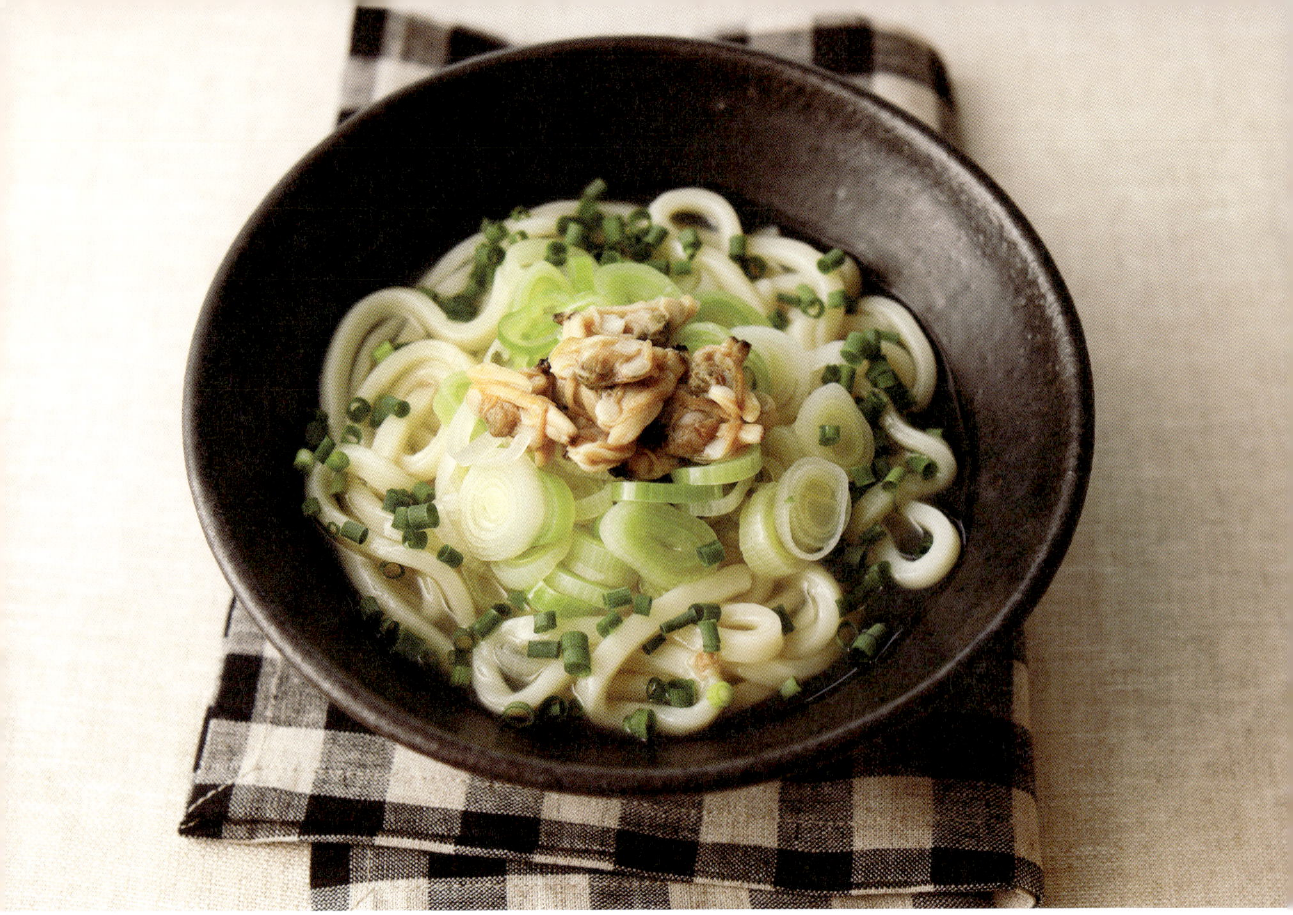

あさりのうまみがふわりと広がります

あさりと長ねぎの煮込みうどん

材料（1人分）

	あさり（水煮缶）	20g
	長ねぎ	1本（80g）
	うどん（冷凍）	1玉（200g）
A	だし汁	1カップ
	みりん	小さじ1
	しょうゆ	小さじ½
	小ねぎ（小口切り）	少量

作り方

1 長ねぎは2～3㎜幅の小口切りにする。
2 鍋にAを中火で煮立て、うどんを入れ、再び煮立ったら長ねぎとあさりを加え、弱火で7～8分煮る。
3 器に盛り、小ねぎを散らす。

1人分　エネルギー 282 kcal　脂質 1.3g　塩分 1.4g

低脂質でもおいしく!

あさりは生のものよりも缶詰のほうが消化がよく、胆のうや膵臓に負担をかけないため、おすすめです。うどんもしっかり煮込むと、より消化がよくなります。

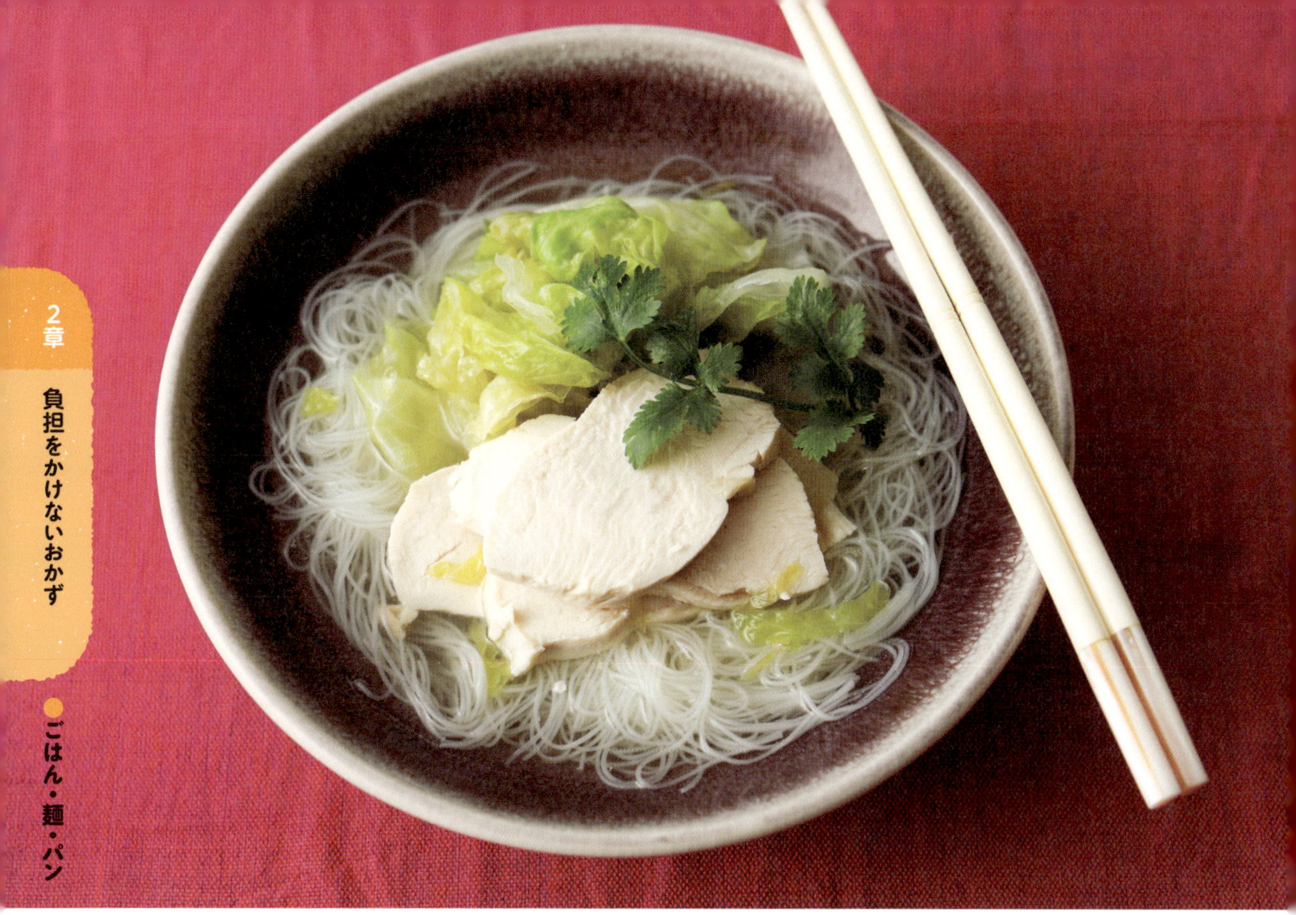

火を通したレタスもシャキシャキでおいしい

蒸し鶏とレタスの汁ビーフン

材料（1人分）

鶏むね肉（皮なし）		50g
レタス		2枚（50g）
ビーフン（乾燥）		40g
A	だし汁	¾カップ
	酒	大さじ1
	塩	ミニスプーン½
	こしょう	少量
しょうゆ		小さじ¼

作り方

1 鍋にAを中火で煮立て、鶏肉を入れ、ふたをして弱火で7〜8分蒸し煮にする。ちぎったレタスを加えてひと煮し、しんなりしたらしょうゆを加える。

2 ビーフンは熱湯につけてもどし、湯をきって器に盛る。

3 1の鶏肉を取り出して5㎜厚さに切り、レタスとともに2にのせる。スープを温めて注ぎ、あれば香菜（分量外）を添える。

低脂質でもおいしく！

鶏肉は皮を除いて脂質をカット。だし汁で蒸し煮にし、身はしっとり、煮汁はうまみたっぷりに仕上げます。

1人分　エネルギー 235kcal　脂質 1.6g　塩分 0.9g

パリッと焼いた麺が香ばしい

チンゲン菜と豚肉のあんかけ焼きそば

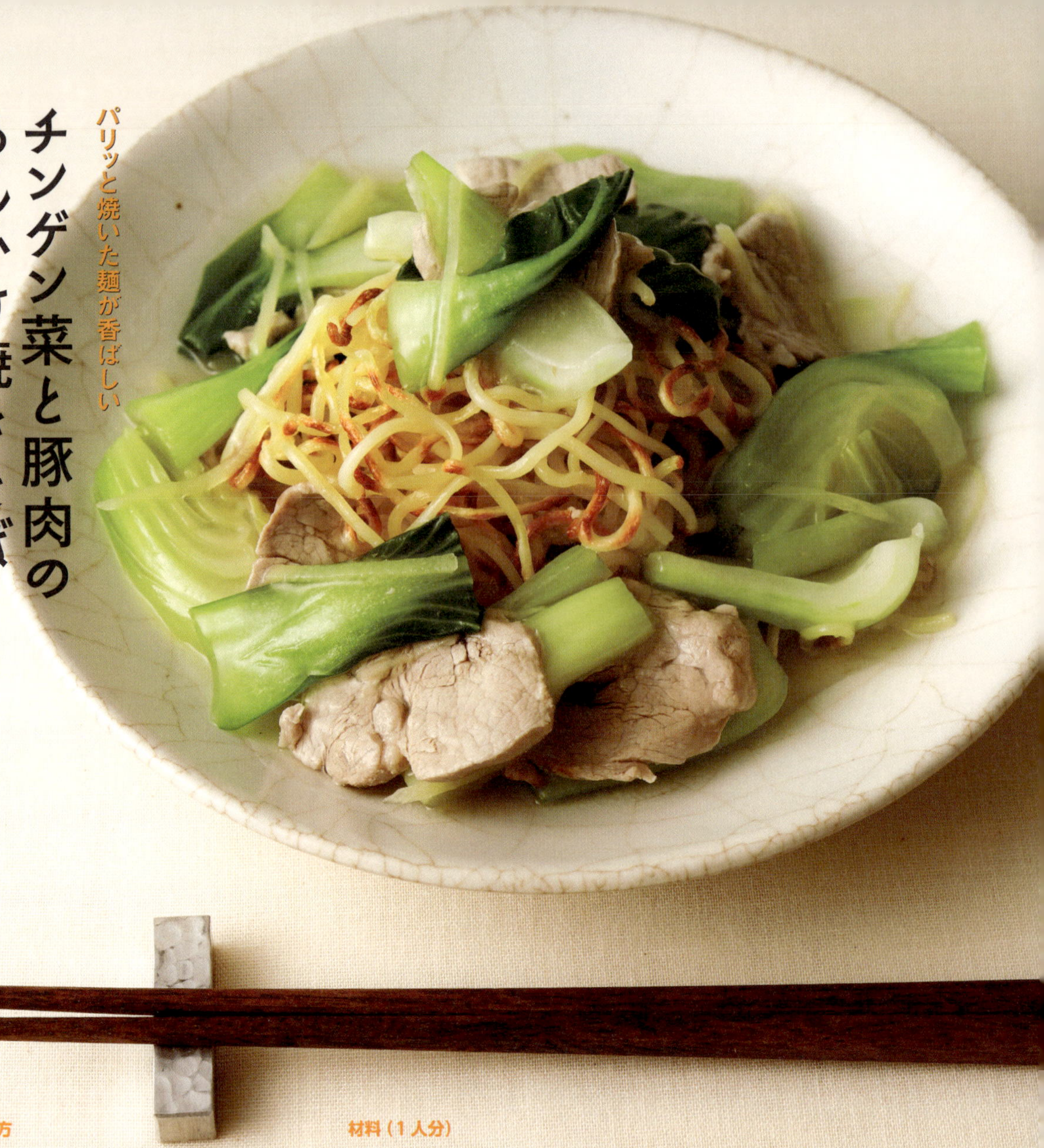

作り方

1 チンゲン菜は食べやすい長さに切る。豚肉は4〜5㎜厚さのそぎ切り、しょうがはせん切りにする。

2 フライパンを中火で熱し、麺を広げ入れ、こんがりと焼き色をつけて器に盛る。

3 鍋にだし汁を煮立て、豚肉、しょうがを加えて色が変わるまで煮る。アクをとり、チンゲン菜を加え、しんなりしたら塩、こしょうをふる。同量の水で溶いた片栗粉でとろみをつけ、2にかける。

材料（1人分）

チンゲン菜	1株（100g）
豚ヒレ肉	75g
焼きそば用蒸し麺	1玉（170g）
しょうが	½かけ
だし汁	¾カップ
塩	ミニスプーン¼
こしょう	少量
片栗粉	小さじ2

1人分　エネルギー 469 kcal　脂質 5.8g　塩分 1.3g

低脂質でもおいしく！

焼きそばは油をひかずにこんがりとこげ目がつくくらいまで焼いて、香ばしく。とろみをつけたあんをかけて、味をしっかりからませていただきます。

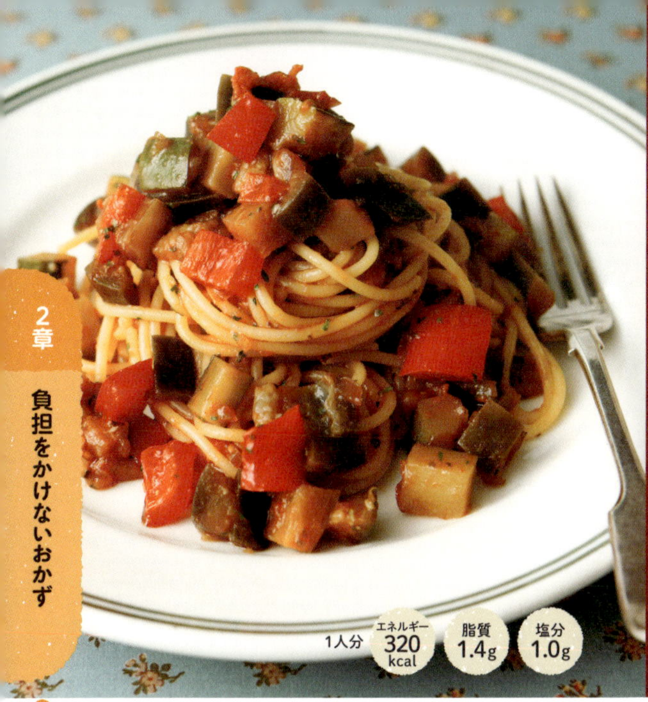
1人分
エネルギー 320kcal
脂質 1.4g
塩分 1.0g

野菜たっぷりナポリタン

蒸し煮で野菜の甘みを引き出します

材料（1人分）

玉ねぎ……1/8個（25g）
トマト……1/2個（100g）
ズッキーニ……1/4本（50g）
なす……1本（70g）
パプリカ（赤）……20g
スパゲッティ（乾）……60g
A ローリエ……1/4枚
　塩……ミニスプーン1/4
　ドライオレガノ、
　　ドライタイム……各少量
トマトケチャップ……大さじ2

作り方

1 玉ねぎはみじん切り、他の野菜は1cm角に切る。スパゲッティはゆでる。
2 フライパンに1の野菜を入れ、Aを加えて水1/4カップを注ぐ。ふたをして中火にかけ、煮立ったら弱火にし、野菜がくたっとするまで15分ほど蒸し煮にする。
3 ふたをはずし、中火で水分を飛ばすように炒め、ケチャップを加える。1のスパゲッティを加えて混ぜる。

低脂質でもおいしく!
野菜を蒸し煮にし、甘みやうまみを引き出してソースに。ハーブの香りに食が進みます。

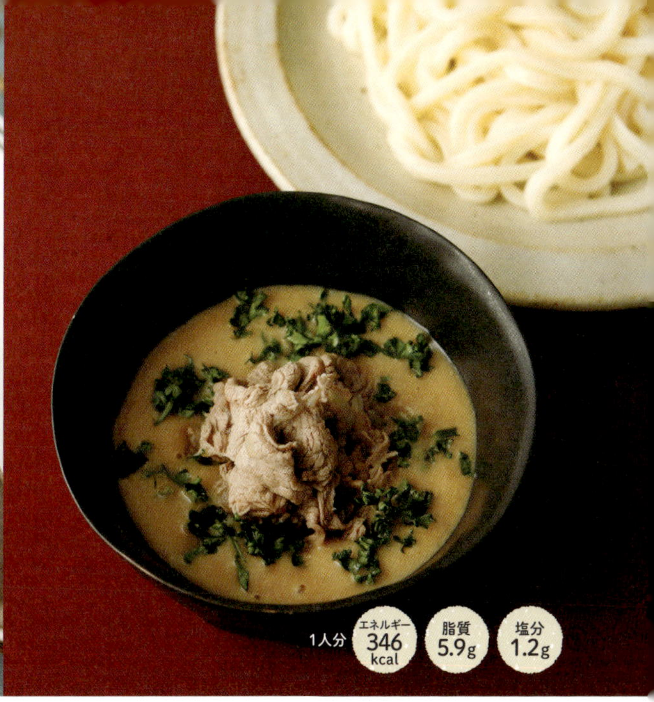
1人分
エネルギー 346kcal
脂質 5.9g
塩分 1.2g

つけ麺風カレーうどん

野菜のうまみととろみでこっくり味

材料（1人分）

牛もも薄切り肉……50g
にんじん……15g
じゃがいも……40g
玉ねぎ……1/8個（25g）
うどん（冷凍）……1玉（200g）
A 湯……3/4カップ
　カレー粉……ミニスプーン1/4
塩……ミニスプーン1/2
こしょう……少量
パセリ（粗みじん切り）……少量

作り方

1 にんじん、じゃがいも、玉ねぎは薄切りにし、じゃがいもは水洗いして水けをきる。
2 鍋にAを中火で煮立て、牛肉を入れて色が変わるまで煮る。アクをとり、1を加えてふたをし、弱火で7〜8分煮て火を止め、粗熱をとる。肉は取り出しておく。
3 2の野菜と煮汁をミキサーでなめらかにし、鍋に戻し入れて塩、こしょうを加え、温める。器に盛り、パセリを散らし、牛肉をのせる。ゆでたうどんをつけていただく。

低脂質でもおいしく!
じゃがいもを加えた煮汁をとろりとしたペースト状にして、つけ汁にします。油のコクがなくても野菜のうまみたっぷり。

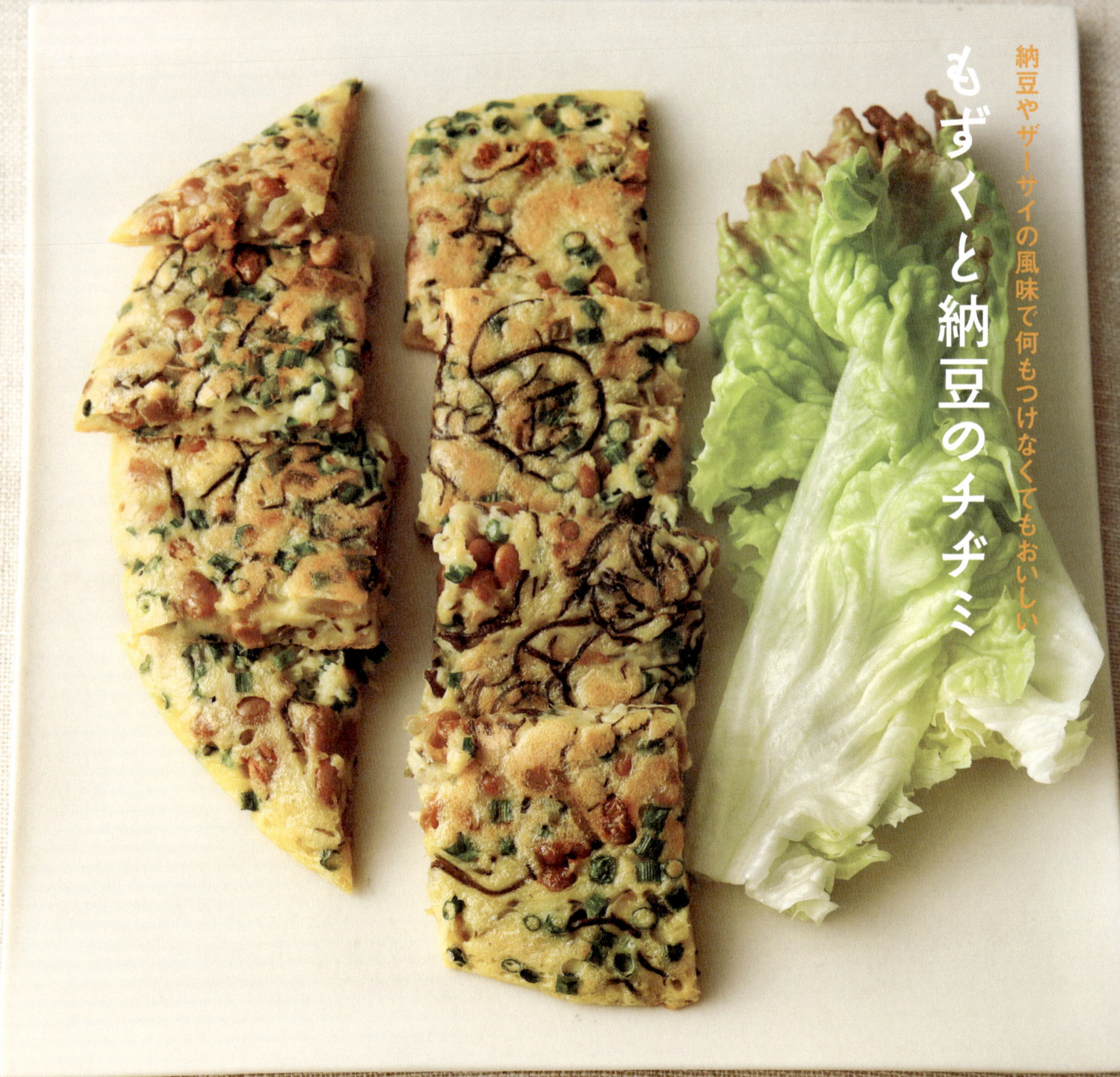

納豆やザーサイの風味で何もつけなくてもおいしい

もずくと納豆のチヂミ

作り方

1 ボウルにAを合わせ、よく混ぜて30分おく。ザーサイはみじん切り、小ねぎは小口切りにする。

2 1のボウルにもずく、納豆、ザーサイ、小ねぎを加えて混ぜる。

3 直径24㎝ほどのフライパンにごま油を中火で熱し、2を流し広げ、ふたをして弱火で焼く。表面が乾いたら裏返し、こんがりと焼く。切り分けて器に盛り、サニーレタスを添える。

材料（2人分）

もずく		40g
納豆		40g
ザーサイ（味つき）		20g
小ねぎ		3本（10g）
A	卵	1個
	小麦粉	50g
	水	½カップ
	しょうゆ	小さじ½
	こしょう	少量
ごま油		小さじ½
サニーレタス		1枚（20g）

1人分　エネルギー 186 kcal　脂質 6.0g　塩分 1.8g

低脂質でもおいしく！

納豆は消化がいいたんぱく源。積極的に取り入れましょう。もずくは食物繊維が豊富で、コレステロール対策に有効です。

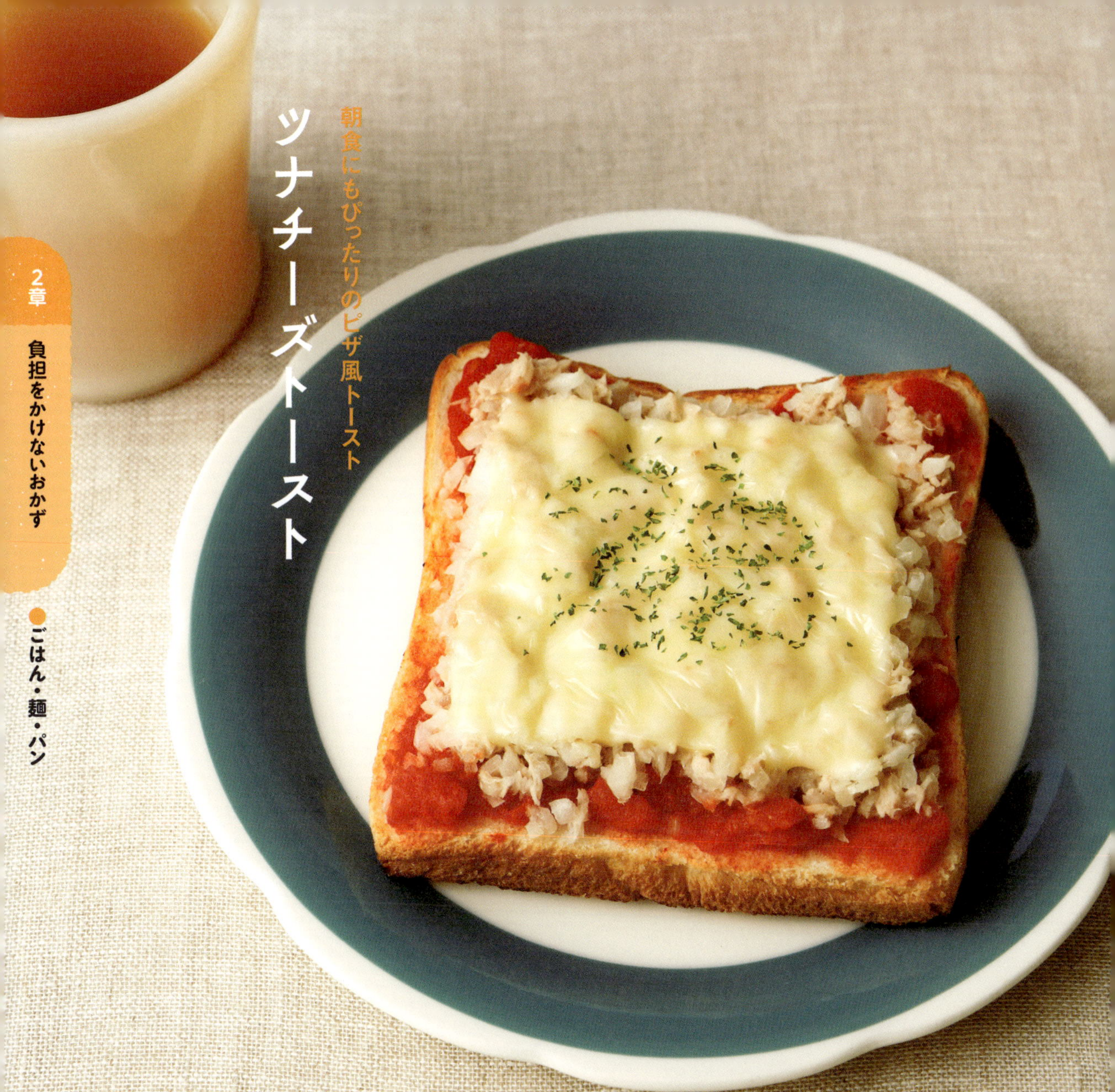

朝食にもぴったりのピザ風トースト

ツナチーズトースト

1人分 エネルギー 204 kcal 脂質 5.8g 塩分 1.4g

作り方

1 ツナは汁けを軽くきり、みじん切りにした玉ねぎ、塩、こしょうを混ぜる。
2 パンにカットトマトを広げ、1、チーズをのせる。
3 オーブントースターで3～4分、チーズが溶けるまで焼き、パセリをふる。

材料（1人分）

ツナ缶（ノンオイル）……30g
カットトマト缶……30g
玉ねぎ……1/8個（25g）
スライスチーズ（低脂肪）……1枚
食パン（8枚切り）……1枚
塩……ミニスプーン1/4
こしょう……少量
ドライパセリ……少量

低脂質でもおいしく！

ピザソースやケチャップを使わず、トマト缶で塩分やエネルギーをカット。チーズは低脂質のものにして、エネルギーは抑えつつたんぱく質を補給します。

ノンオイルのたれ・ソース

市販のたれやソースはほとんどが高エネルギー。手作りならぐっとヘルシー、料理バリエも広がります。

豆腐をマヨネーズ代わりに

豆腐のタルタルソース

1人分
エネルギー 24kcal
脂質 1.3g
塩分 0.3g

材料（4人分）

絹ごし豆腐	¼丁（75g）
ゆで卵	½個
おろしにんにく	少量
玉ねぎ	⅛個（25g）
パセリ（みじん切り）	大さじ1
酢	大さじ½
塩	ミニスプーン1
こしょう	少量

作り方

1 豆腐はフードプロセッサーでなめらかにする。ゆで卵はフォークでつぶす。玉ねぎはみじん切りにし、水に10分ほどさらして水けをしぼる。
2 すべての材料を混ぜる。

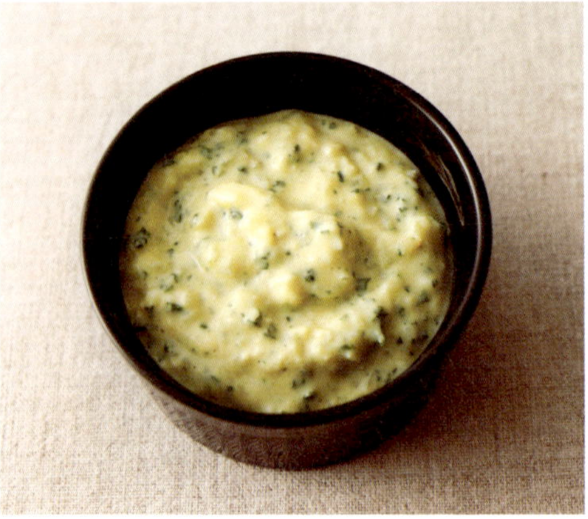

●パン粉焼き（→P35参照）に、バゲットにのせて

ピーマンが味のポイント

トマトサルサソース

1人分
エネルギー 9kcal
脂質 0g
塩分 0.3g

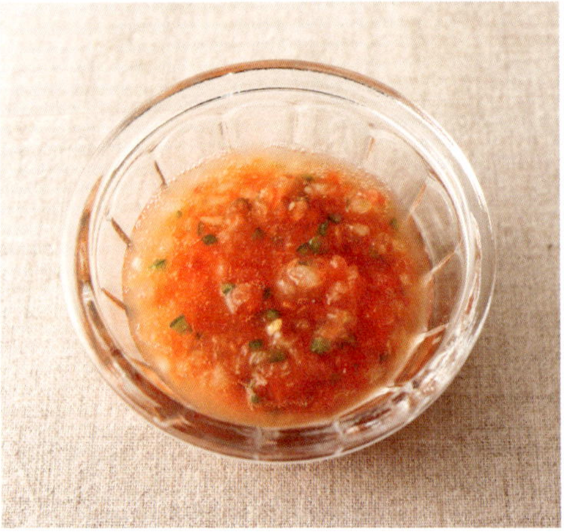

材料（4人分）

トマト	½個（100g）
玉ねぎ	⅛個（25g）
にんにく（みじん切り）	小さじ¼
ピーマン	10g
レモン汁	大さじ1
塩	ミニスプーン1

作り方

1 トマトは皮を湯むきしてみじん切り、ピーマンはみじん切りにする。玉ねぎはみじん切りにし、水に10分ほどさらして水けをしぼる。
2 すべての材料を混ぜる。

●焼いた肉や魚、生野菜に

レモンの酸味を効かせて

ねぎ塩レモンだれ

1人分
エネルギー 6kcal
脂質 0g
塩分 0.3g

材料（4人分）

長ねぎ	40g
塩	ミニスプーン1
A｜だし汁、レモン汁	各大さじ2

作り方

長ねぎはみじん切りにし、塩を加えて混ぜ、20〜30分おく。Aを加えて混ぜる。

●焼いた肉や魚、生野菜、冷ややっこなどに

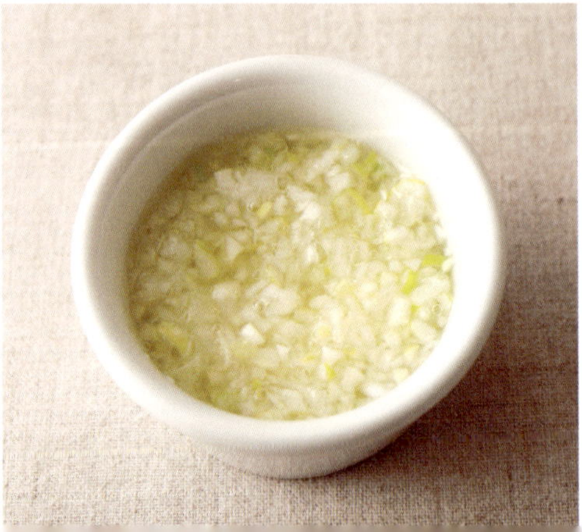

バジルの香りがふわり

バジルパセリソース

1人分
エネルギー 8kcal
脂質 0.1g
塩分 0.3g

材料（4人分）

バジル	10g
パセリ	10g
玉ねぎ	⅛個（25g）
塩	ミニスプーン1
トマト	¼個（50g）
トマトペースト	大さじ½

作り方

1 バジル、パセリ、玉ねぎはみじん切りにし、玉ねぎは水に10分ほどさらして水けをしぼる。合わせて塩を加えて混ぜ、20～30分おく。
2 トマトは皮を湯むきしてみじん切りにし、トマトペーストを混ぜ、1に加えて混ぜる。

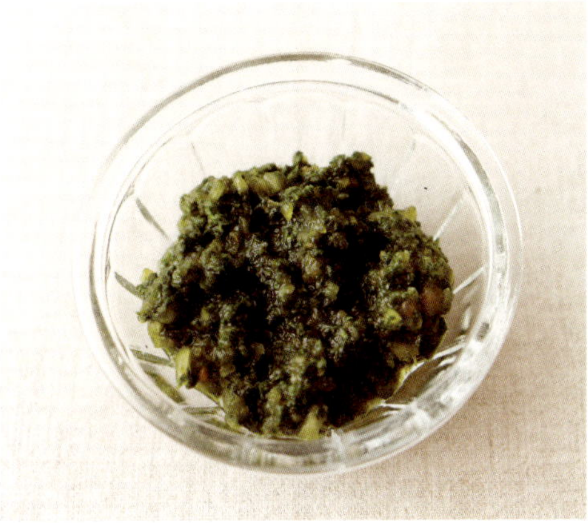

●パスタのソース、焼いた肉や魚などに

ハーブの風味が隠し味

チーズドレッシング

1人分
エネルギー 16kcal
脂質 0.3g
塩分 0.3g

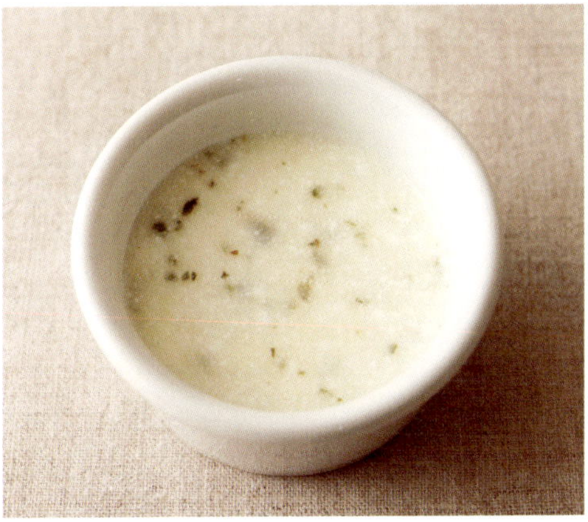

●生野菜のサラダ、温野菜などに

材料（4人分）

	カッテージチーズ	25g
	じゃがいも	40g
	だし汁	大さじ3
A	レモン汁	大さじ1
	おろしにんにく	少量
	塩	ミニスプーン1
	こしょう	少量
	ドライタイム、ドライオレガノ	各少量

作り方

1 じゃがいもはやわらかめにゆで、フォークでなめらかにつぶし、冷ます。
2 1とチーズを混ぜ、だし汁を少しずつ加えてのばし、Aを混ぜる。

ごまのコクたっぷり

ごまだれ

1人分
エネルギー 29kcal
脂質 1.8g
塩分 0.1g

材料（4人分）

	白練りごま	小さじ2（10g）
	豆乳（成分無調整）	80mℓ
A	酢	大さじ1
	砂糖	小さじ1
	塩	ミニスプーン1
	こしょう	少量
	おろしにんにく	少量
	おろししょうが	小さじ¼

作り方

練りごまに豆乳を少しずつ加えてのばす。Aを加えて混ぜる。

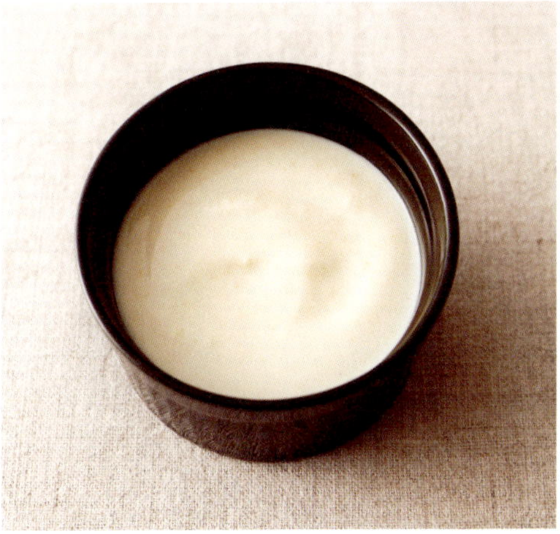

●蒸し鶏、温野菜、冷ややっこなどに

かんたんデザート

ちょこっと甘いものが食べたいときに。
生クリームやバターなど高脂質の材料を使わない、
それでいて満足感のあるデザートを紹介します。

苦みの効いた大人味

コーヒーババロア

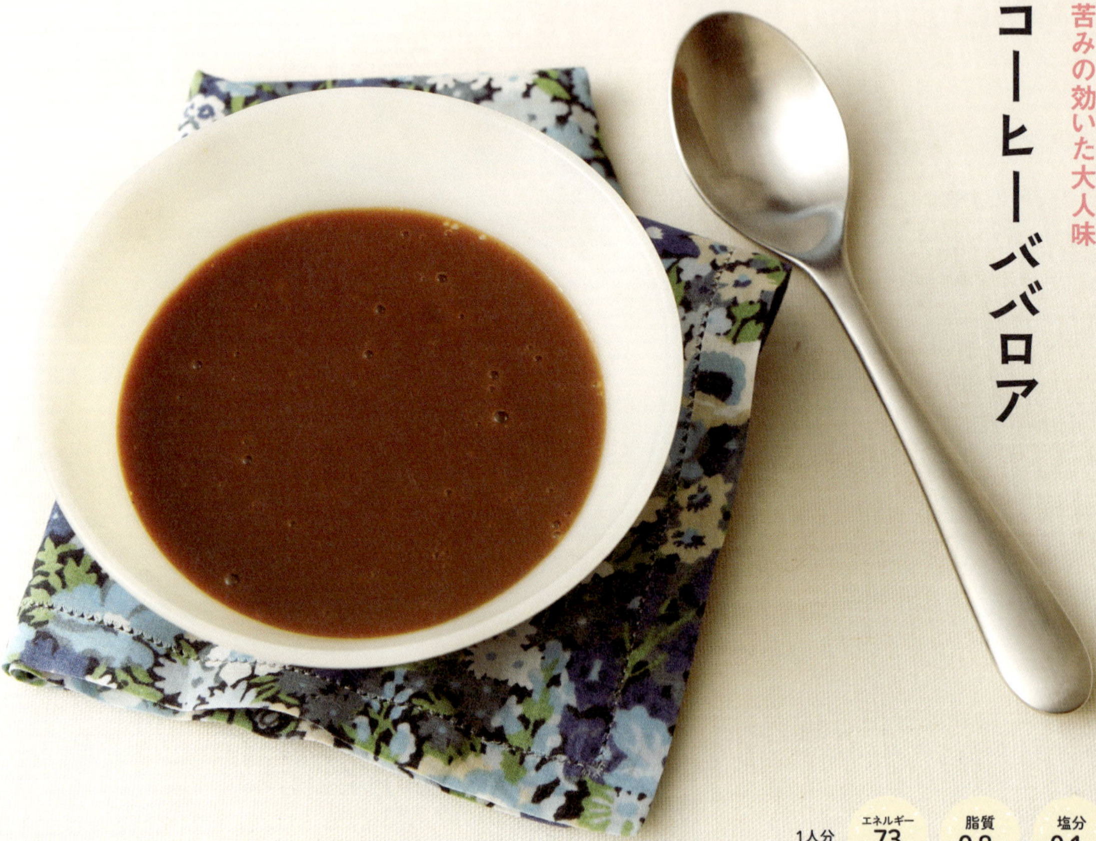

1人分　エネルギー 73 kcal　脂質 0.8g　塩分 0.1g

作り方

1 水大さじ3にゼラチンをふり入れてふやかす。
2 鍋に牛乳を温め、1、砂糖、コーヒーを加えて煮立てないように溶かす。
3 器に流し入れ、冷蔵庫で冷やしかためる。

材料（4人分）

インスタントコーヒー（粉末）	大さじ1
低脂肪牛乳	1と½カップ
砂糖	30g
粉ゼラチン	5g

低脂質でもおいしく！

牛乳は低脂肪のものを使って、脂質をカット。かためめに仕上げて、食べごたえを出します。

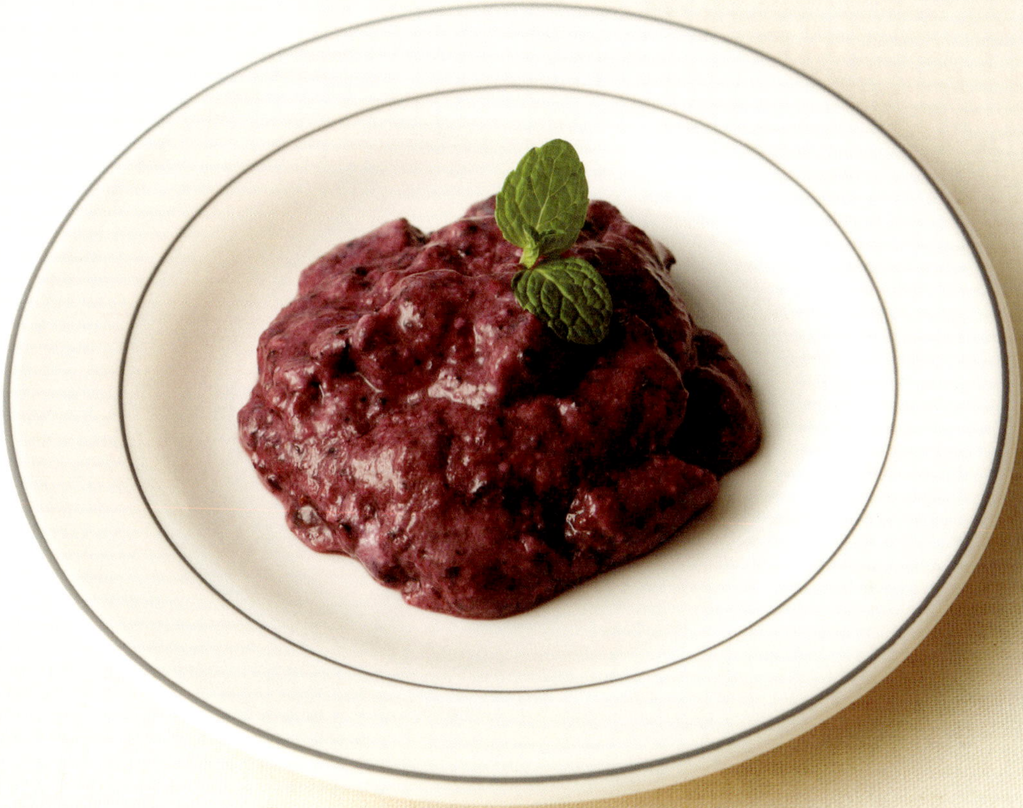

高脂肪のチーズは使わずにさっぱりと

ブルーベリーチーズケーキ風

1人分　エネルギー 34 kcal　脂質 0.2g　塩分 0.1g

材料（2人分）

ブルーベリー（生または冷凍）……30g
プレーンヨーグルト（無糖・無脂肪）……100g
レモン汁……小さじ1
粉ゼラチン……小さじ1

作り方

1 水大さじ1にゼラチンをふり入れてふやかす。
2 ヨーグルトはキッチンペーパーを敷いたざるにのせて30～40分おき、水きりをする。ブルーベリー、レモン汁とともにミキサーでなめらかにする。
3 1を湯せんにかけて溶かし、2に加えて混ぜ、冷蔵庫で冷やしかためる。スプーンですくって器に盛り、あればミント（分量外）を飾る。

低脂質でもおいしく！

無脂肪の水きりヨーグルトをチーズ代わりに使って、さわやかなデザートに。

紅茶風味のアイスクリーム

なめらかな舌ざわりの正体は、なんと山いも！

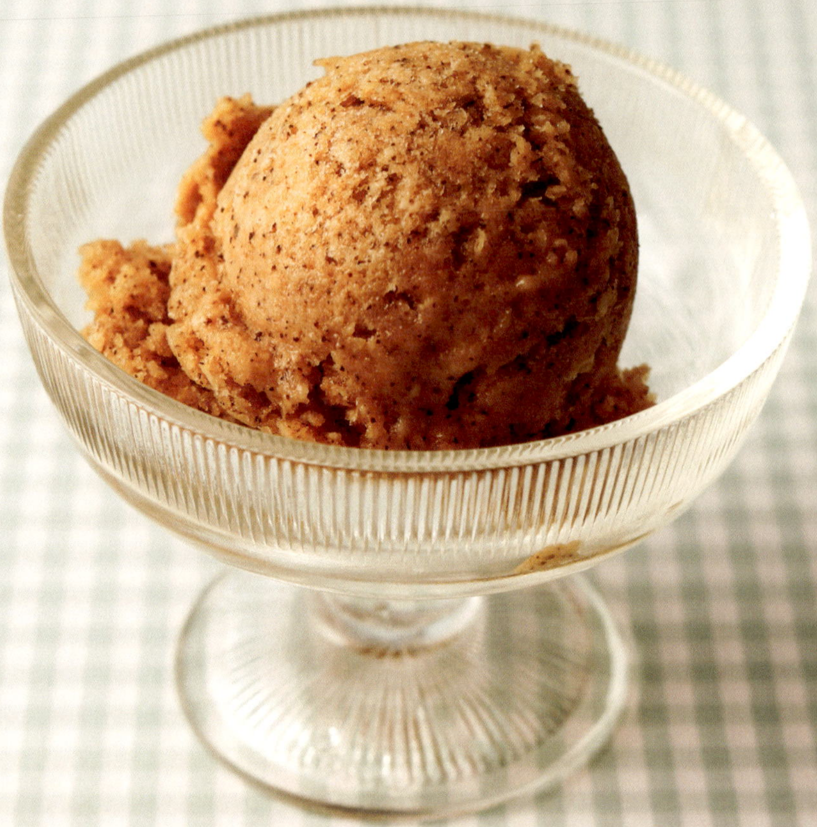

作り方

1 Aの茶葉はすり鉢ですって細かくする。山いもは皮をむき、酢少量（分量外）を加えた水に20分ほどさらし、ぬめりを洗い流して水けをとる。
2 鍋にAを入れて沸騰直前まで熱し、冷ます。
3 山いもをすりおろし、2を少しずつ加えてのばす。容器に移して冷凍庫に入れ、ときどきかき混ぜながらしっかり凍らせる。

材料（4人分）

	山いも	100g
A	低脂肪牛乳	½カップ
	紅茶の葉	ティーバッグ1袋分（2g）
	砂糖	25g

1人分 エネルギー 54 kcal 脂質 0.3g 塩分 0g

低脂質でもおいしく！

とろりとしたねばりがある山いもを加えることで、生クリームを使わなくてもなめらかな口当たりになります。

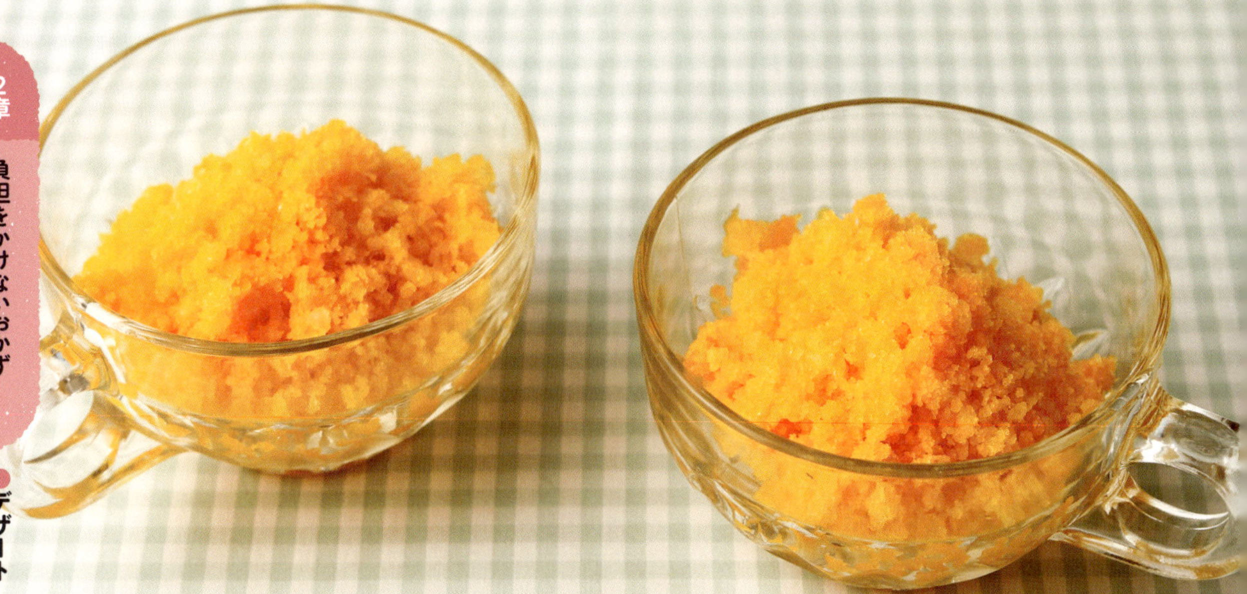

一見、意外な組み合わせも好相性

かぼちゃとグレープフルーツのシャーベット

1人分　エネルギー 39kcal　脂質 0.1g　塩分 0g

低脂質でもおいしく!

こっくりとしたかぼちゃがクリーミーさを出してくれます。グレープフルーツのさわやかさが加わって絶妙の味わいに。

材料（4人分）

かぼちゃ	75g
グレープフルーツ	60g
砂糖	15g
レモン汁	大さじ2

作り方

1 かぼちゃは皮をむいてひと口大に切り、やわらかめにゆでてつぶす。砂糖を加え混ぜ、冷ます。
2 グレープフルーツは薄皮をむき、果肉を大きめにほぐす。
3 1に2とレモン汁を加えて混ぜ、容器に移して冷凍庫に入れ、ときどきかき混ぜながらしっかり凍らせる。

あると便利な調理道具

油を使わない調理では、こげやこびりつきが心配。
こんな調理道具をそろえておくと安心です。

こびりつきにくいフライパン

ごく少量の油での調理には、フッ素樹脂加工などのこびりつきにくいフライパンが必須アイテム。写真は従来の3倍の耐久性を実現したティファールのチタンコーティングフライパン。取っ手のとれるタイプは省スペースで、食卓にもそのまま出せ、収納時も便利です。

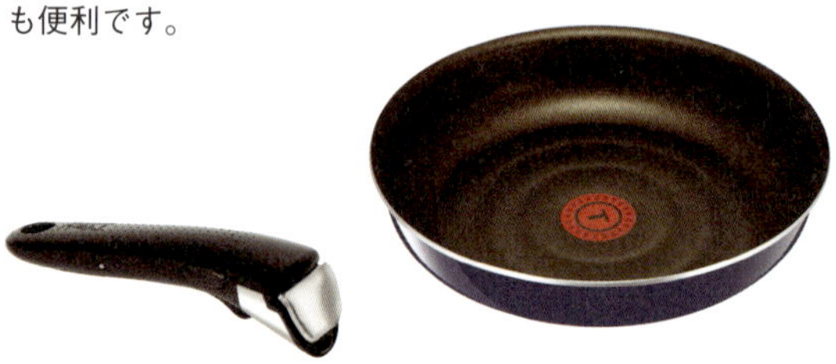

ティファール「インジニオ・ネオ グランブルー・プレミア」

シリコン製のゴムべら・スプーン

フライパンや鍋の中の食材をかき混ぜたり、ボウルに残ったソースやたれをきれいにこそげたりするのに重宝。柄とへらの部分が一体になっているタイプが扱いやすくおすすめです。

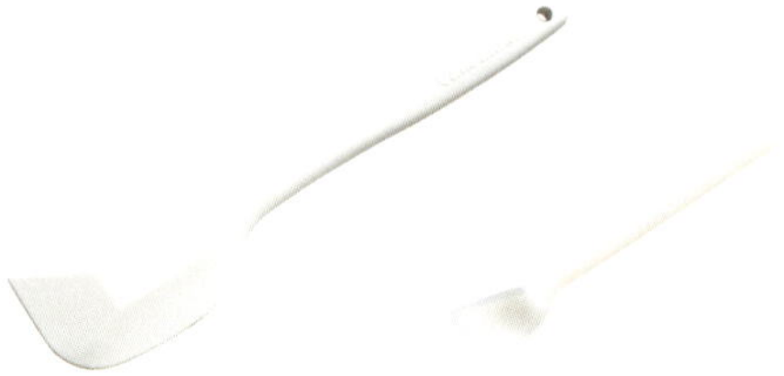

ヴィズシリコンゴムヘラ（大）・ヴィズシリコンスプーン（小）／
株式会社タイガークラウン

厚手のクッキングペーパー

ふんわりと厚手で、余分な油をしっかり吸ってくれます。また、少量の野菜を蒸したいときは、ぬらしたペーパーに包み、レンジでチン。ベチャッとせず、均一に仕上がります。

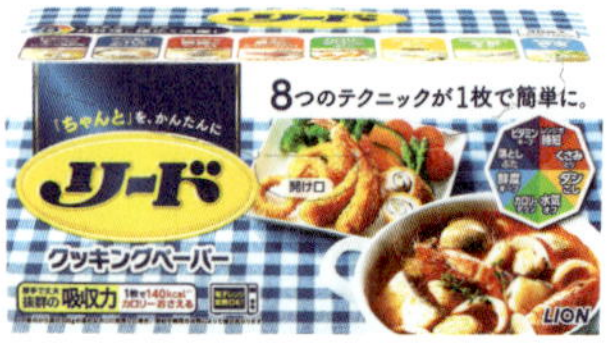

リード クッキングペーパー レギュラー／
ライオン株式会社

つるつる加工のクッキングシート

フライパンや電子レンジで包み蒸しをするときや、煮ものの落としぶた、オーブン料理などに便利です。両面がつるっとした加工なので、ノンオイルでもこびりつきません。

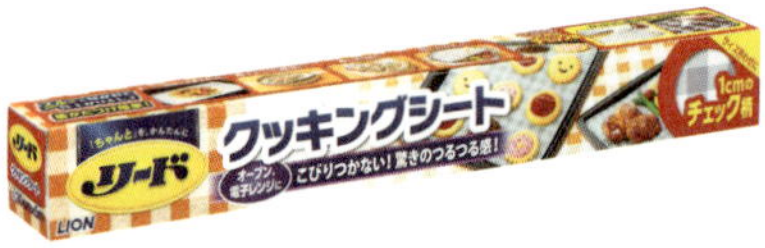

リード クッキングシート（大）／
ライオン株式会社

くっつかないアルミホイル

フライパンに敷いて、ノンオイル調理に使えます。フライパンが汚れないから、後かたづけもラクチン。オーブントースターでも使用できます。

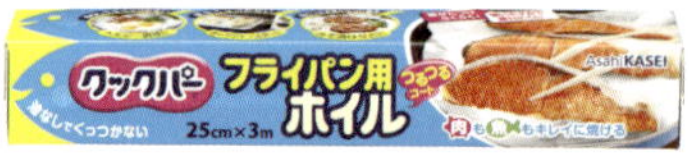

クックパー® フライパン用ホイル／
旭化成ホームプロダクツ株式会社

3章

脂質量制限別 おかずの組み合わせ例

以前は胆石や胆のう炎、膵炎にかかると極端な脂質制限食が必要とされてきました。でも厳しい制限食はむしろ栄養バランスをくずすことにもなりかねません。自分の症状に合わせたゆるやかな制限食を続けていくことが大事です。この章では、この本で紹介したメニューの中から、状況に合わせた脂質量のコントロールができるような組み合わせ例を紹介しています。毎日の献立作りの参考にしてください。

脂質1日10g以下（1300kcal前後）の献立

脂質を1日10g以下に抑えるには、かなり意識的に脂質の少ない食品や調理法を選ぶ必要があります。
禁食から食事を再開したばかりの時期などは特に、刺激物や消化の悪い食材は控えましょう。

こんな人に

- ✓ 急性膵炎（急性期・回復期）
- ✓ 急性胆のう炎（急性期手術前）
- ✓ 胆石（急性発作期）

case1　1日合計：エネルギー1391kcal　脂質8.0g　塩分3.5g

朝食　1人分：エネルギー479kcal　脂質5.6g　塩分1.4g

豆腐田楽

脂質4.6g

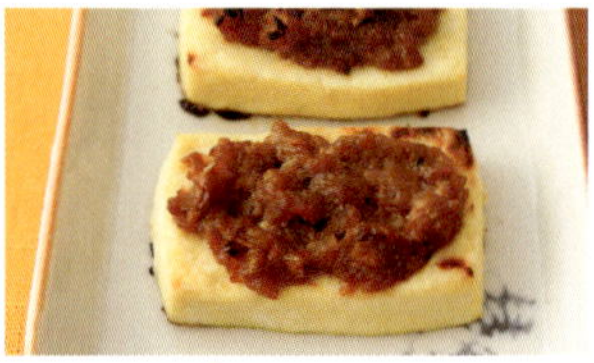

→P49参照

＋

焼きなすとアスパラのおろしあえ

脂質0.3g

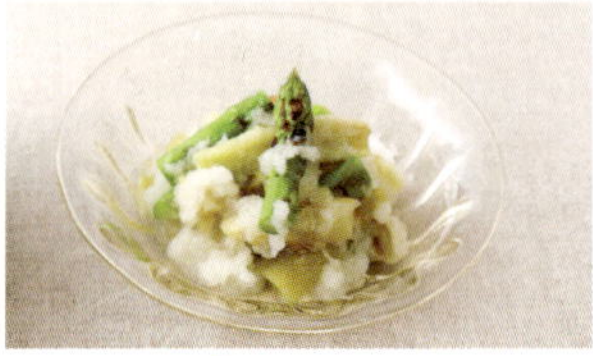

→P41参照

＋

ごはん（150g）

脂質0.5g

＋

プレーンヨーグルト（脱脂加糖／100g）

脂質0.2g

昼食　1人分：エネルギー431kcal　脂質1.1g　塩分1.0g

ホタテ貝柱と長いものカレースープ煮

脂質0.5g

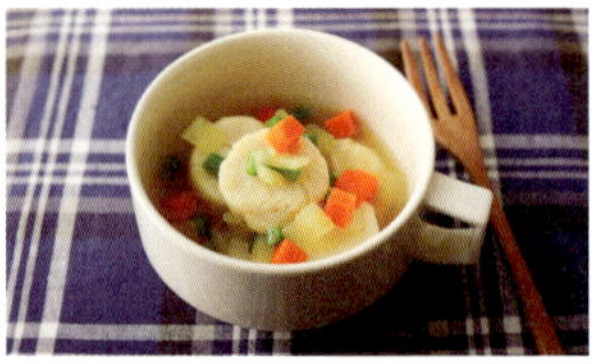

→P32参照

＋

トマトサラダ

脂質0.1g

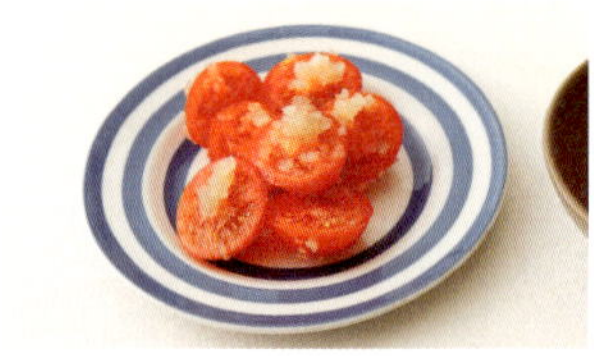

→P47参照

＋

ごはん（150g）

脂質0.5g

夕食　1人分：エネルギー481kcal　脂質1.3g　塩分1.1g

タラのグラタン

脂質0.4g

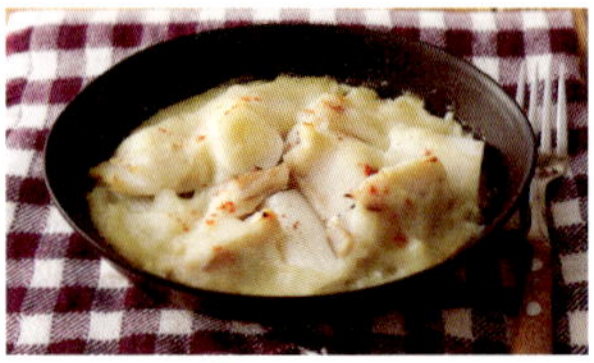

→P34参照

＋

にんじんのヨーグルトサラダ

脂質0.2g

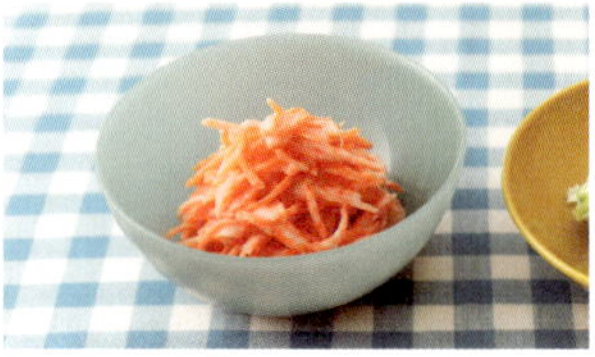

→P43参照

＋

ごはん（150g）

脂質0.5g

＋

りんご（75g）

脂質0.2g

case 2　1日合計：エネルギー1374kcal　脂質8.0g　塩分5.6g

朝食　1人分：エネルギー490kcal　脂質4.4g　塩分1.0g

サケの薬味おろし蒸し

脂質3.5g

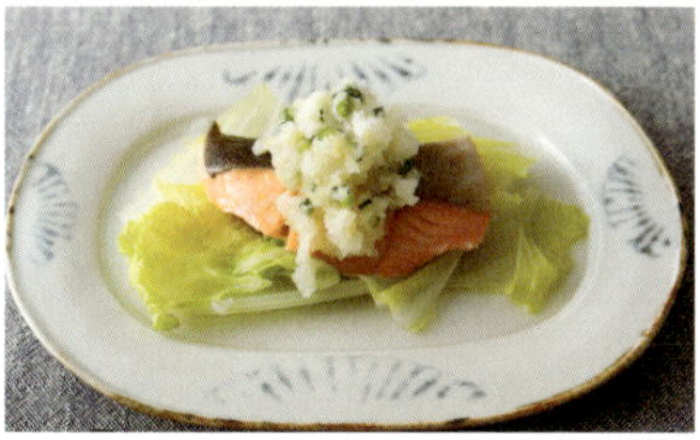

→P37参照

＋

かぼちゃとツナのサラダ

脂質0.4g

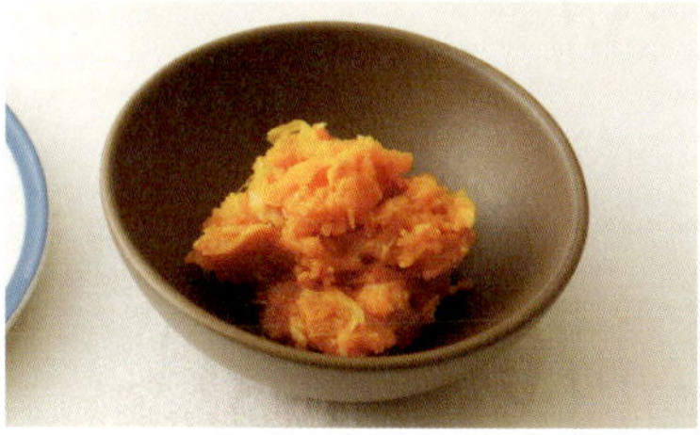

→P47参照

＋

ごはん
(150g)
脂質0.5g

昼食　1人分：エネルギー396kcal　脂質1.7g　塩分2.2g

あさりと長ねぎの煮込みうどん

脂質1.3g

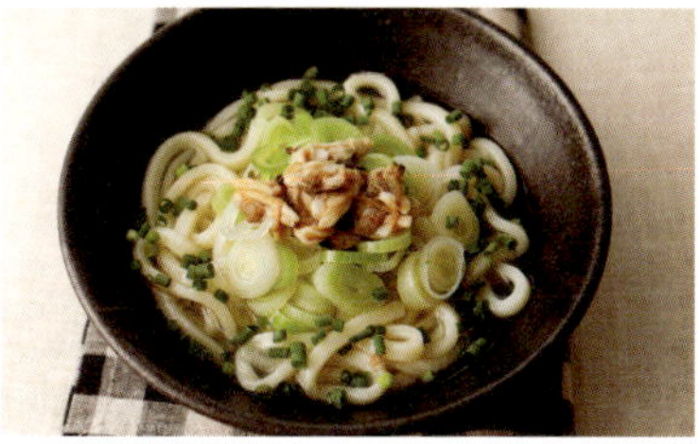

→P64参照

＋

ごぼうの梅煮

脂質0.1g

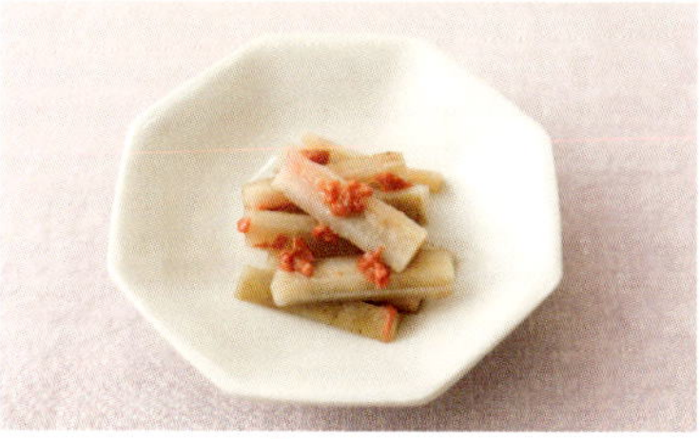

→P39参照

＋

プレーンヨーグルト
(脱脂加糖／80g)
脂質0.2g

＋

りんご
(40g)
脂質0.1g

夕食　1人分：エネルギー488kcal　脂質1.9g　塩分2.4g

れんこん入り鶏だんごのみぞれ鍋

脂質1.0g

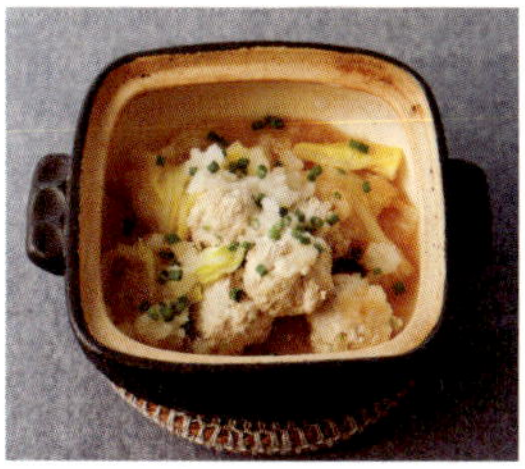

→P53参照

＋

大根ときゅうりのなます

脂質0.2g

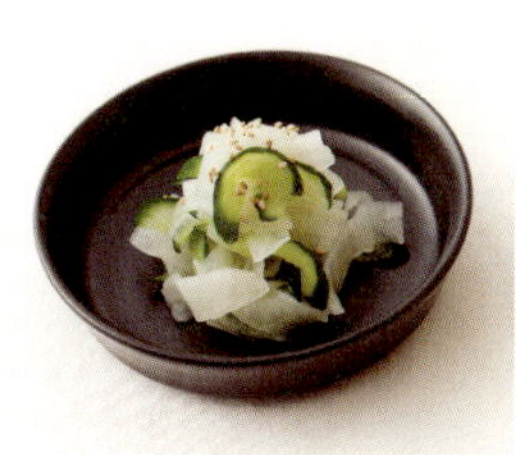

→P46参照

＋

いんげんのトマト煮

脂質0.2g

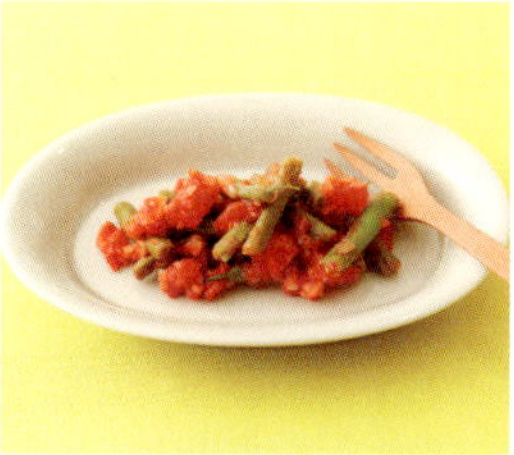

→P42参照

＋

ごはん
(150g)
脂質0.5g

脂質1日15～20g（1500kcal前後）の献立

脂質1日15～20gは、通常の食事の脂質量の1/3ほど。
1日10gに比べるとだいぶゆるやかですが、油断して間食などしすぎないよう、注意が必要です。

こんな人に
✓急性膵炎（安定期1）　✓慢性膵炎（急性憎悪期）　✓急性胆のう炎（回復期）　✓胆石（回復期）

case1　1日合計：エネルギー1481kcal　脂質15.6g　塩分6.1g

朝食　1人分：エネルギー544kcal　脂質7.4g　塩分1.6g

タイのみそ煮

脂質6.6g

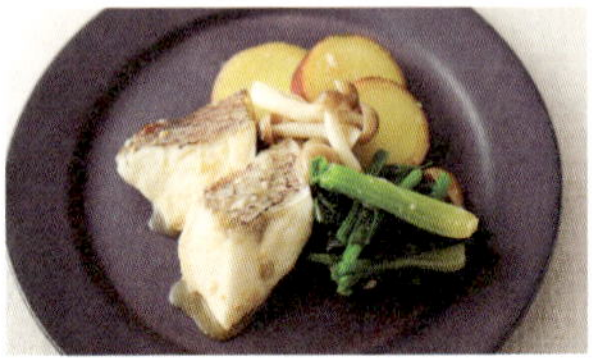

→P36参照

＋

もずくとセロリ、キウイの酢のもの

脂質0.1g

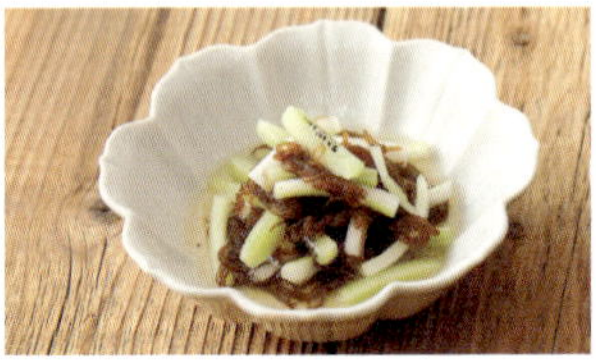

→P45参照

＋

ごはん
（150g）
脂質0.5g

＋

プレーンヨーグルト
（脱脂加糖／100g）
脂質0.2g

昼食　1人分：エネルギー467kcal　脂質2.9g　塩分1.8g

野菜たっぷりナポリタン

脂質1.4g

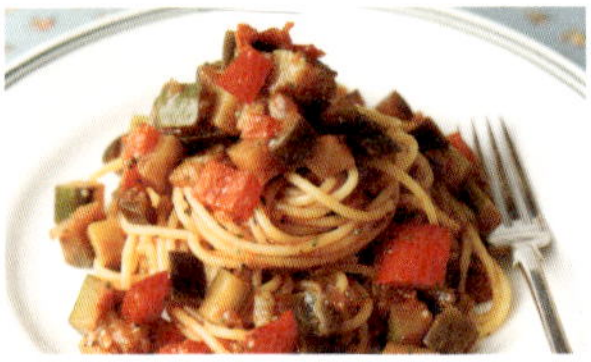

→P67参照

＋

キャベツのコールスロー風

脂質0.4g

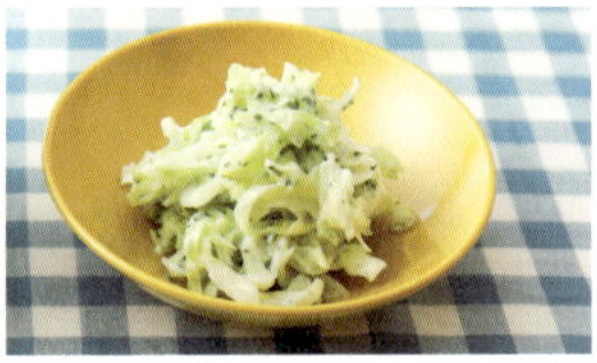

→P43参照

＋

りんご
（75g）
脂質0.2g

＋

ミルクティー
（低脂肪乳使用／180g）
脂質0.9g

夕食　1人分：エネルギー470kcal　脂質5.3g　塩分2.7g

肉だんごと白菜の中華風煮込み

脂質3.2g

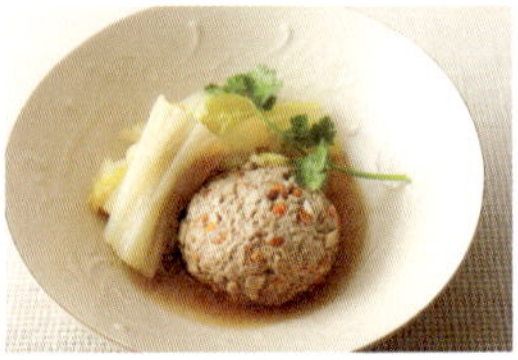

→P22参照

＋

山いもときゅうり、グレープフルーツのあえもの

脂質0.2g

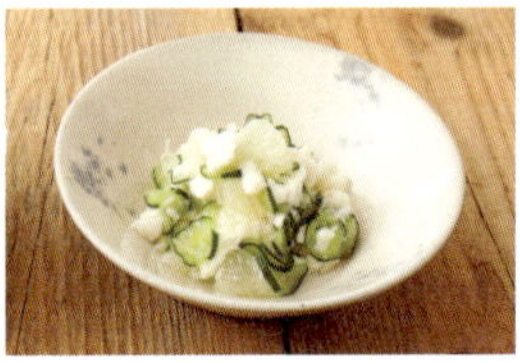

→P45参照

＋

中華風卵スープ

脂質1.4g

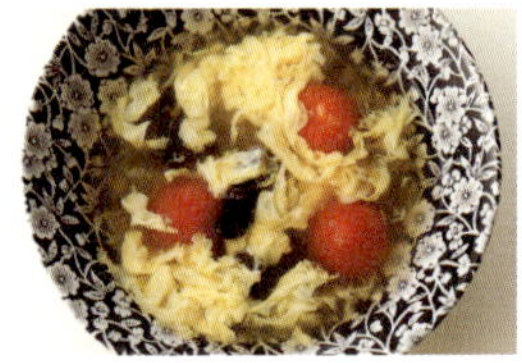

→P57参照

＋

ごはん
（150g）
脂質0.5g

case 2　1日合計：エネルギー1543kcal　脂質17.2g　塩分5.0g

朝食　1人分：エネルギー501kcal　脂質6.9g　塩分2.4g

もずくと納豆のチヂミ

脂質6.0g

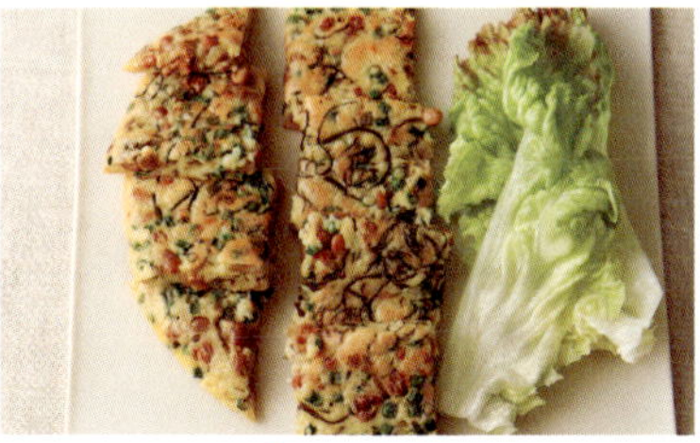

→P68参照

＋

小松菜ともやしのからしあえ

脂質0.3g

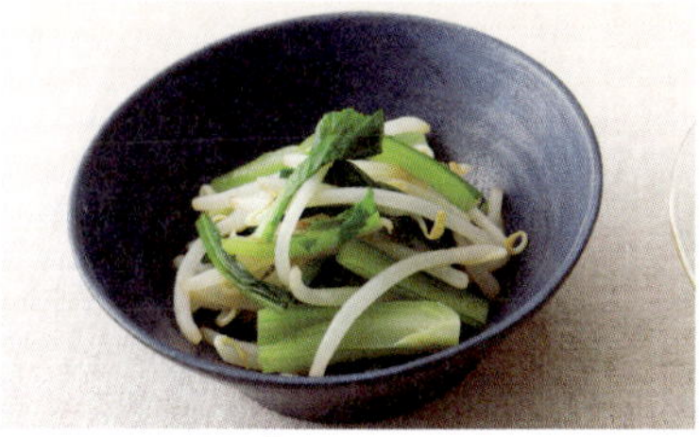

→P41参照

＋ **ごはん**（150g）
脂質0.5g

＋ **キウイフルーツ**（75g）
脂質0.1g

昼食　1人分：エネルギー494kcal　脂質1.1g　塩分1.5g

ねぎま鍋

脂質0.2g

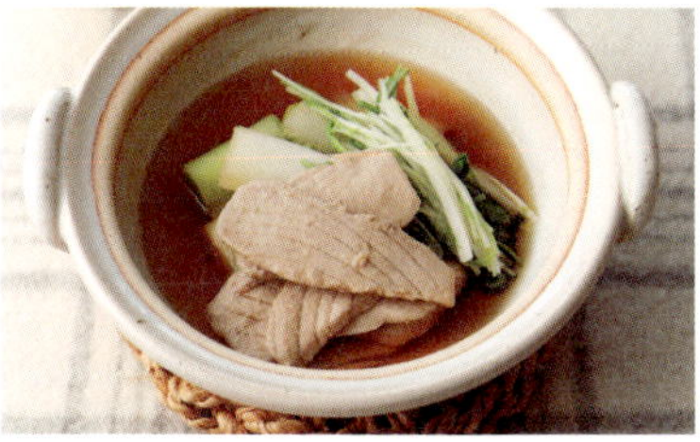

→P52参照

＋

いんげんのトマト煮

脂質0.2g

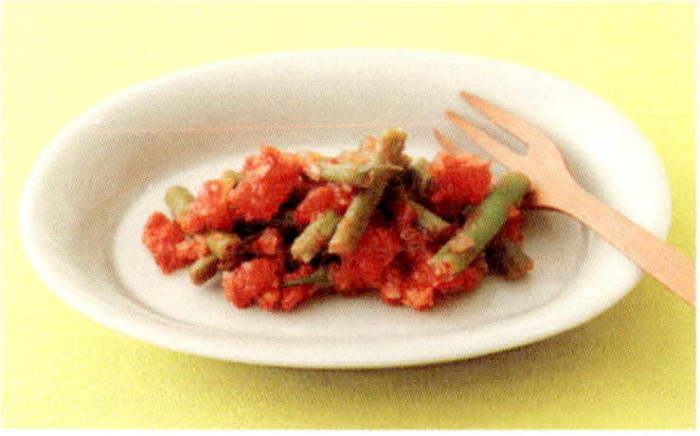

→P42参照

＋ **ごはん**（150g）
脂質0.5g

＋ **プレーンヨーグルト**（脱脂加糖／100g）
脂質0.2g

夕食　1人分：エネルギー548kcal　脂質9.2g　塩分1.1g

牛しゃぶ和風サラダ

脂質6.1g

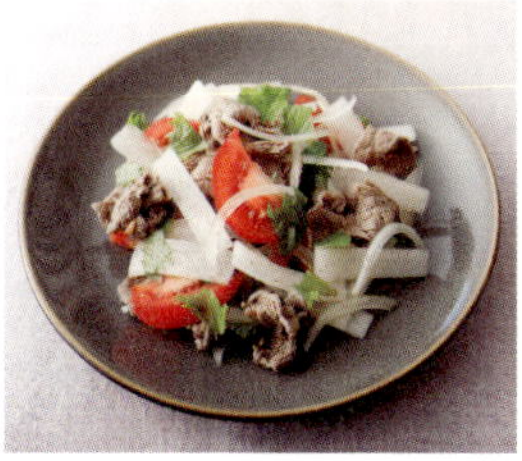

→P23参照

＋

春菊とさつまいもの豆乳スープ

脂質1.8g

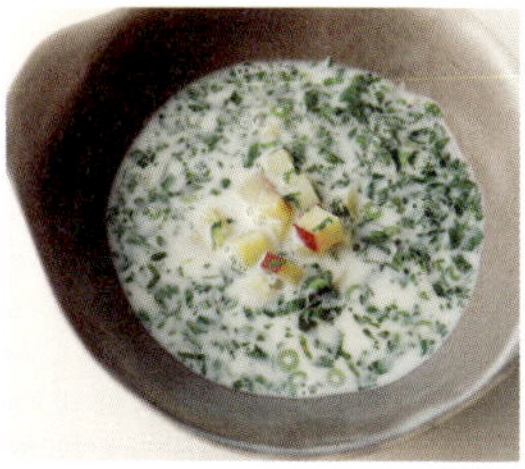

→P56参照

＋

コーヒーババロア

脂質0.8g

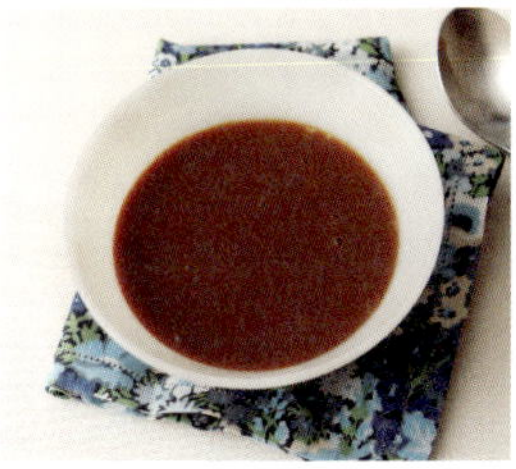

→P72参照

＋ **ごはん**（150g）
脂質0.5g

脂質1日30～35g（1800kcal前後）の献立

急性膵炎安定期や慢性膵炎では、急な再発を防ぐためにも、膵臓に負担をかけすぎないようにしたいもの。
脂質の多い肉類や、揚げものなど油を多く使う料理は控えましょう。

こんな人に

✓ 急性膵炎（安定期2） ✓ 慢性膵炎（腹痛あり）

case 1　1日合計：エネルギー1695kcal　脂質30.3g　塩分5.7g

朝食　1人分：エネルギー604kcal　脂質14.7g　塩分2.9g

平焼きオムレツ

脂質6.4g

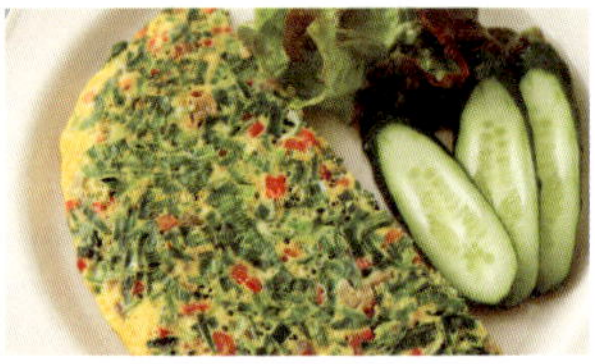

→ P51参照

＋

ピーマンとまいたけの酢みそあえ

脂質0.8g

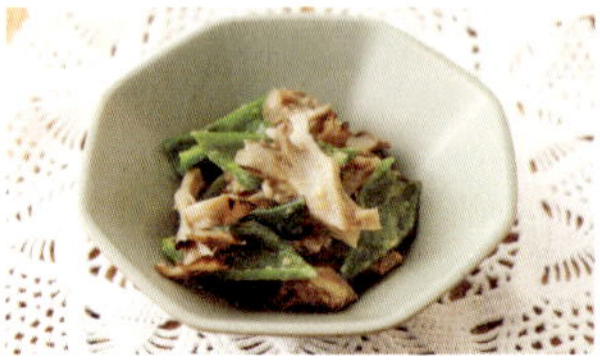

→ P44参照

＋ **ごはん**（150g）脂質0.5g

＋ **牛乳**（普通牛乳／180g）脂質6.8g

＋ **バナナ**（100g）脂質0.2g

昼食　1人分：エネルギー599kcal　脂質8.1g　塩分1.3g

豚ヒレ肉のソテー マスタードソース

脂質7.2g

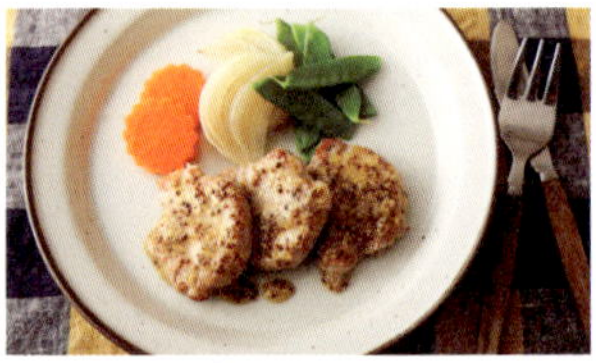

→ P27参照

＋

かぼちゃとトマトの冷製スープ

脂質0.3g

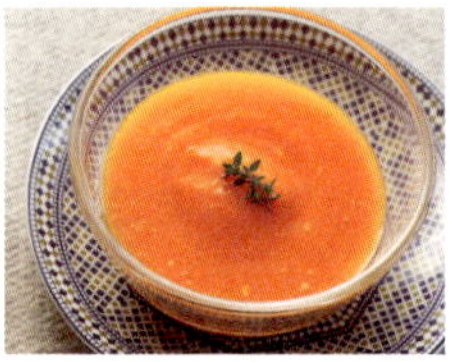

→ P55参照

＋ **ごはん**（150g）脂質0.5g

＋ **キウイフルーツ**（75g）脂質0.1g

夕食　1人分：エネルギー492kcal　脂質7.5g　塩分1.5g

カジキのパン粉焼き

脂質6.6g

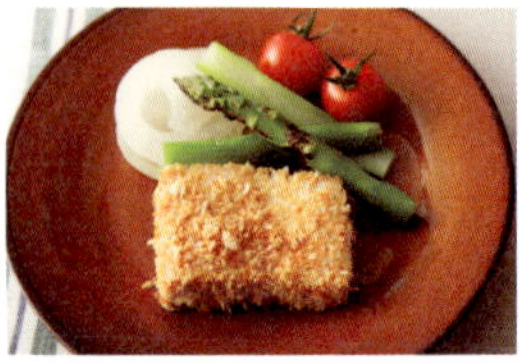

→ P35参照

＋

小松菜ともやしのからしあえ

脂質0.3g

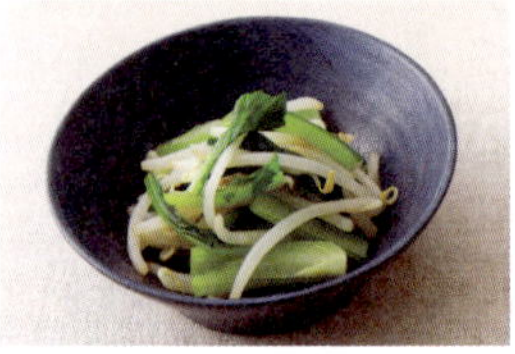

→ P41参照

＋

れんこんの含め煮

脂質0.1g

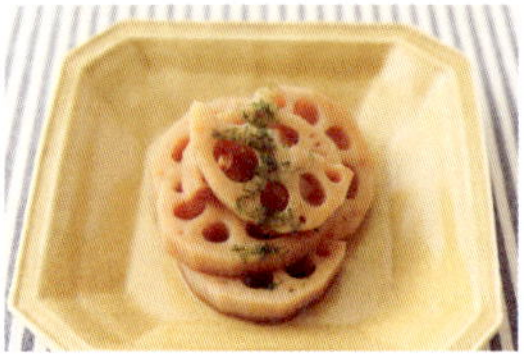

→ P40参照

＋ **ごはん**（150g）脂質0.5g

case 2　1日合計：エネルギー1569kcal　脂質26.0g　塩分6.2g

朝食　1人分：エネルギー511kcal　脂質5.4g　塩分2.1g

ひよこ豆とトマトのリゾット

脂質1.4g

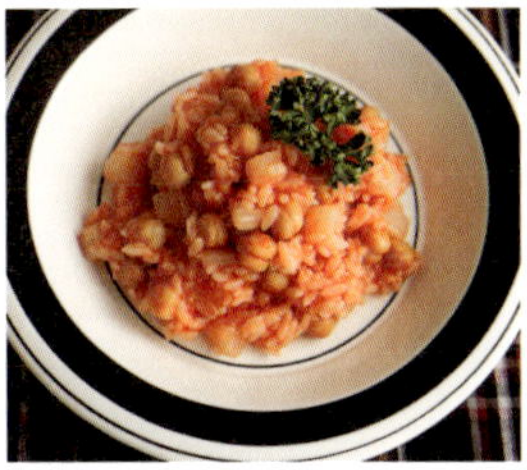

→P62参照

＋

山いもときゅうり、グレープフルーツのあえもの

脂質0.2g

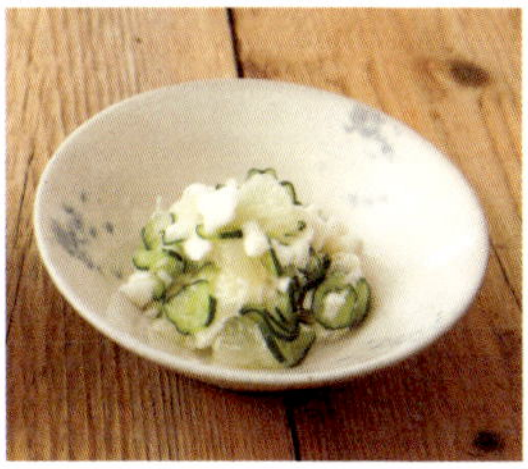

→P45参照

＋

えびの焼き春巻き

脂質0.4g

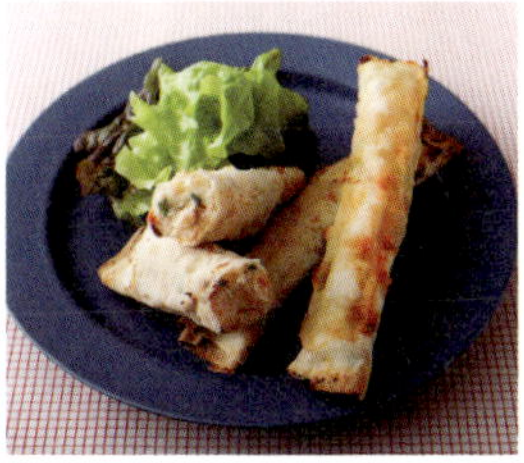

→P31参照

＋

ミルクティー
（普通牛乳使用／180g）

脂質3.4g

昼食　1人分：エネルギー503kcal　脂質10.7g　塩分2.8g

蒸し鶏とレタスの汁ビーフン

脂質1.6g

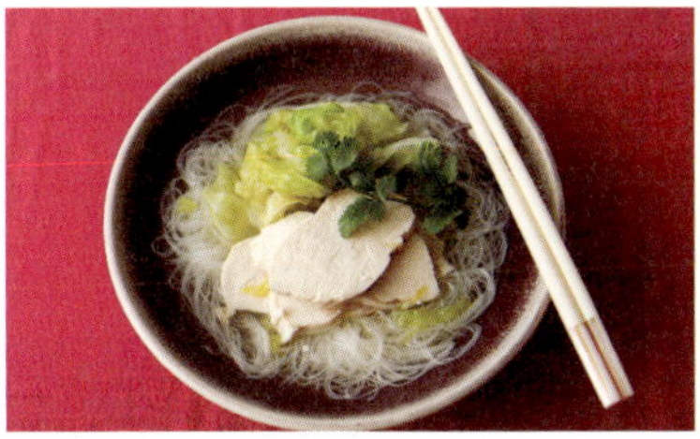

→P65参照

＋

もずくと納豆のチヂミ

脂質6.0g

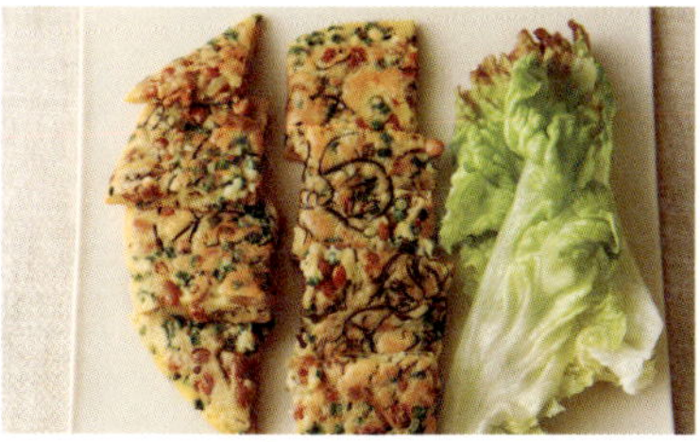

→P68参照

＋

プレーンヨーグルト
（無糖／100g）

脂質3.0g

＋

いちご
（60g）

脂質0.1g

夕食　1人分：エネルギー555kcal　脂質9.9g　塩分1.3g

牛しゃぶ和風サラダ

脂質6.1g

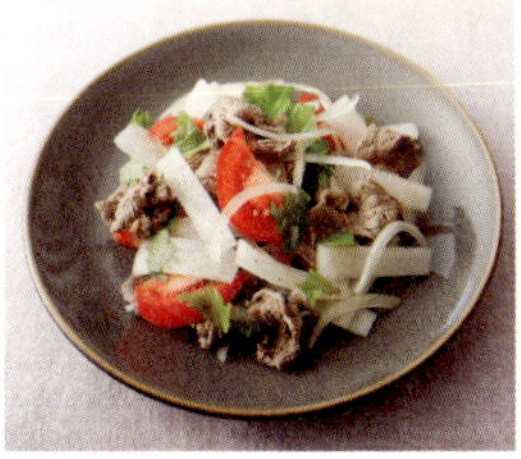

→P23参照

＋

ブロッコリーのじゃこ炒め

脂質1.3g

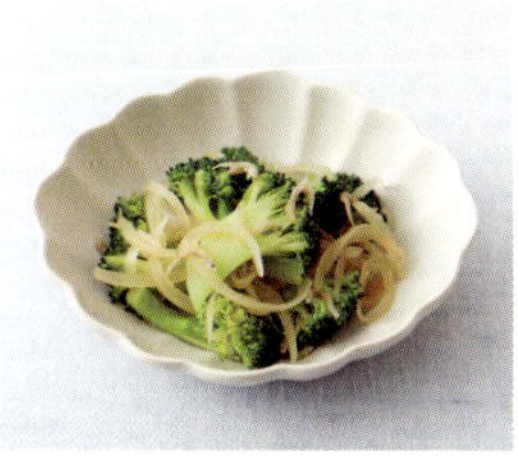

→P38参照

＋

春菊とさつまいもの豆乳スープ

脂質1.8g

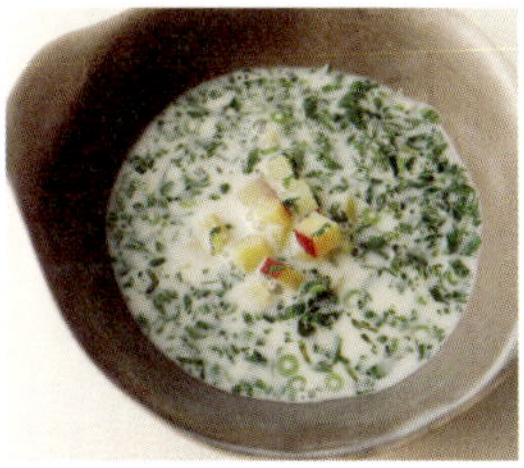

→P56参照

＋

ごはん
（150g）

脂質0.5g

＋

りんご
（75g）

脂質0.2g

脂質1日40～60g（1800kcal前後）の献立

脂質1日40～60gまでくれば、健康な人の食事とほとんど変わらず、
外食も取り入れやすくなります。腹八分目を目安に、肉や魚もバランスよく食べましょう。

こんな人に

✓ 急性膵炎（安定期3）　✓ 慢性膵炎（腹痛なし）　✓ 急性胆のう炎（無症状期）　✓ 慢性胆のう炎（無症状期）　✓ 胆石（安定期）

case1　1日合計：エネルギー1668kcal　脂質40.6g　塩分9.3g

朝食　1人分：エネルギー413kcal　脂質9.8g　塩分2.1g

ツナチーズトースト

脂質5.8g

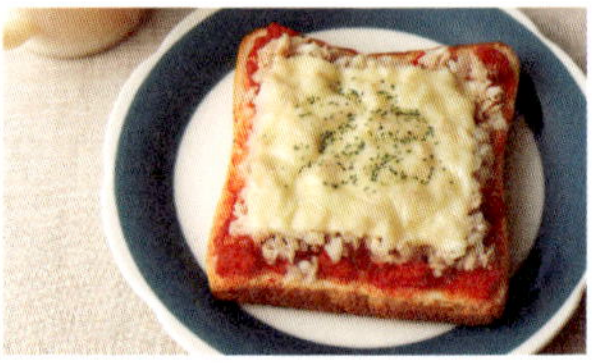

→P69参照

＋

キャベツのコールスロー風

脂質0.4g

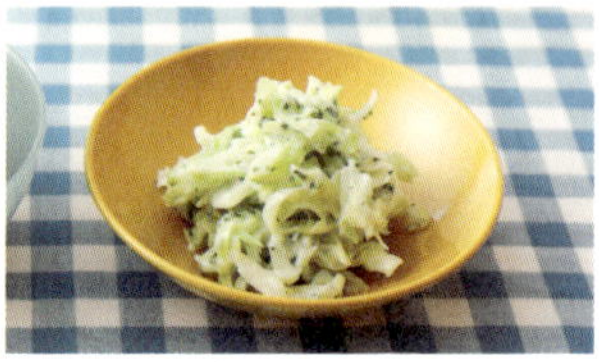

→P43参照

＋

バナナ（100g）

脂質0.2g

＋

ミルクティー（普通牛乳使用／180g）

脂質3.4g

昼食　1人分：エネルギー677kcal　脂質19.3g　塩分5.7g

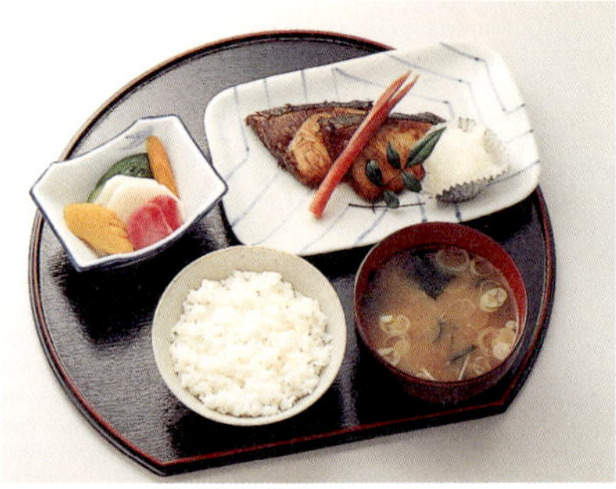

ブリの照り焼き定食〈外食〉

ブリの照り焼き

脂質17.7g

みそ汁（150mℓ）

脂質0.9g

ごはん（200g）

脂質0.6g

漬け物（約60g）

脂質0.1g

夕食　1人分：エネルギー578kcal　脂質11.6g　塩分1.5g

肉だんごと白菜の中華風煮込み

脂質3.2g

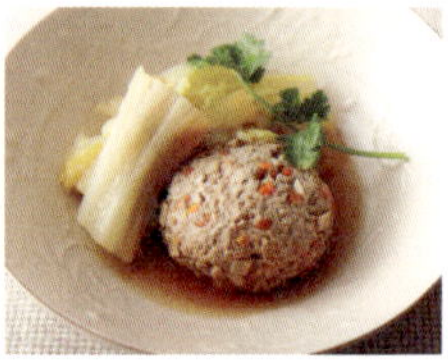

→P22参照

＋

ブロッコリーのじゃこ炒め

脂質1.3g

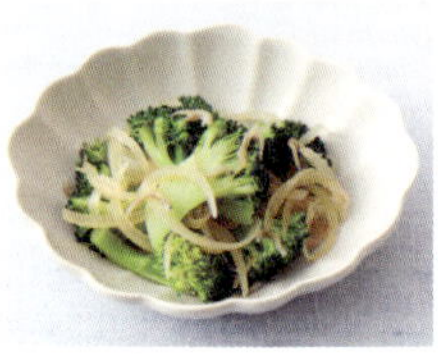

→P38参照

＋

中華風茶碗蒸し

脂質3.5g

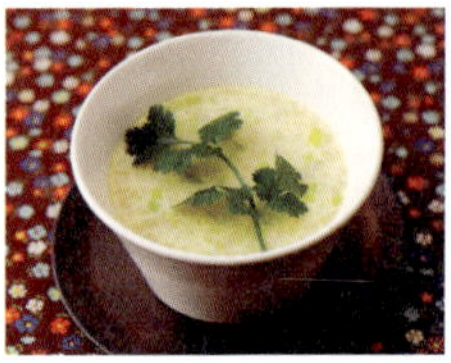

→P51参照

＋

ごはん（150g）

脂質0.5g

＋

プレーンヨーグルト（無糖／100g）

脂質3.0g

＋

キウイフルーツ（75g）

脂質0.1g

case 2　1日合計：エネルギー1874kcal　脂質55.2g　塩分6.6g

朝食　1人分：エネルギー616kcal　脂質10.5g　塩分2.7g

カキとごぼうの卵とじ
脂質6.3g
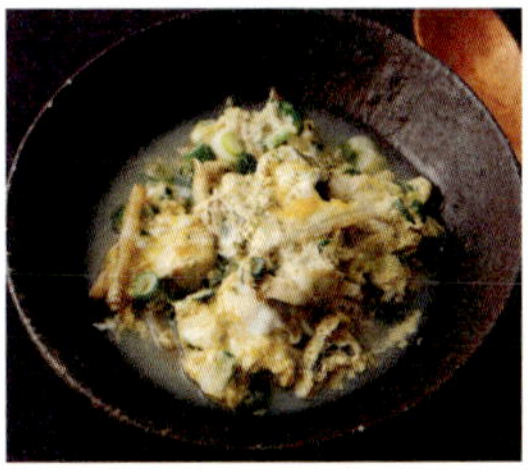
→P50参照

＋

かぼちゃとツナのサラダ
脂質0.4g
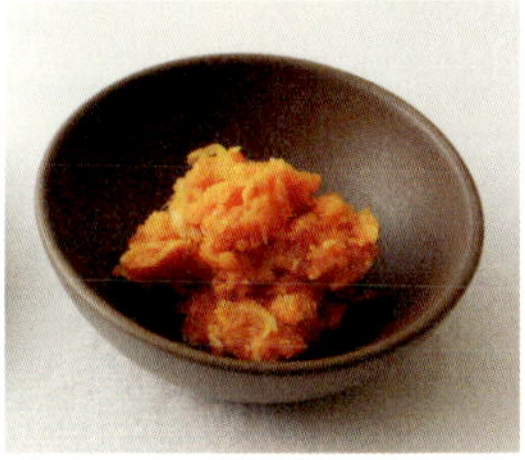
→P47参照

＋

焼きなすとアスパラのおろしあえ
脂質0.3g
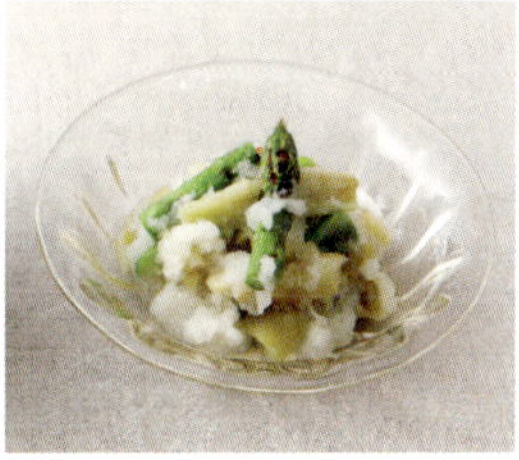
→P41参照

＋ **ごはん**（150g）
脂質0.5g

＋ **プレーンヨーグルト**（無糖／100g）
脂質3.0g

昼食　1人分：エネルギー461kcal　脂質10.7g　塩分1.0g

サケとクレソンのチャーハン
脂質4.5g
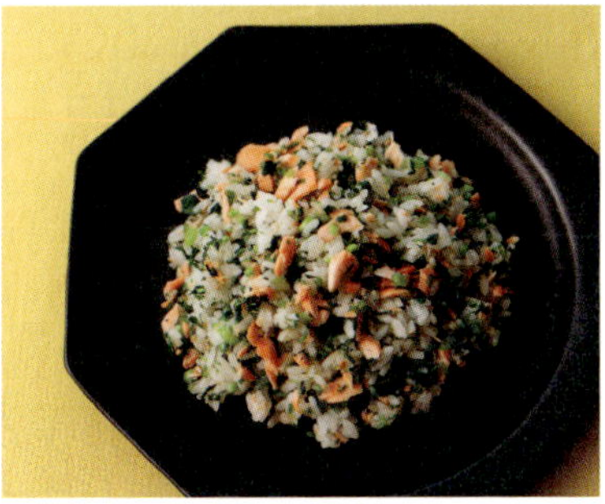
→P58参照

＋

ピーマンとまいたけの酢みそあえ
脂質0.8g
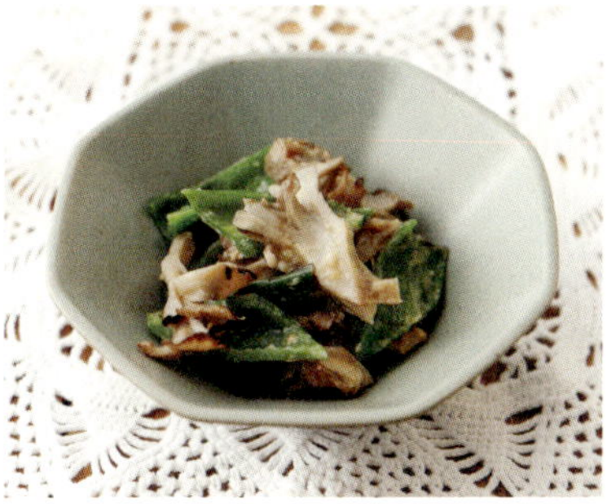
→P44参照

＋ **オレンジ**（100g）
脂質0.1g

夕食　1人分：エネルギー797kcal　脂質34.0g　塩分2.9g

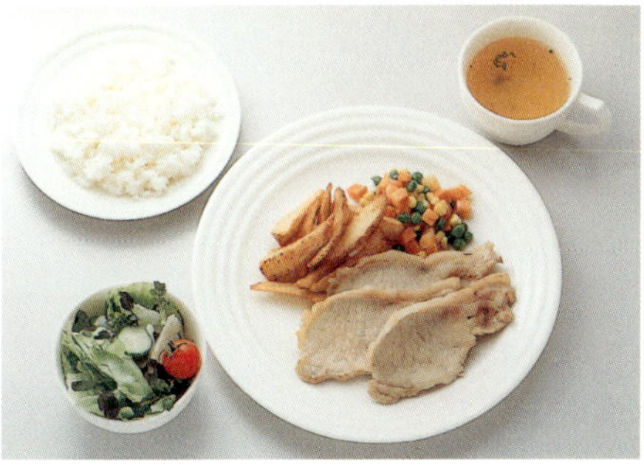

ポークソテー定食〈外食〉

ポークソテー
脂質33.2g

スープ（150mℓ）
脂質0.1g

ライス（200g）
脂質0.6g

サラダ（ドレッシングつき）
脂質0.1g

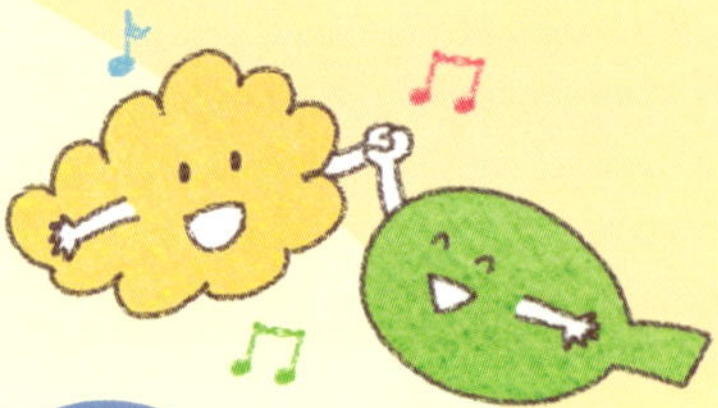

先生、教えて！ 胆石 胆のう炎 膵炎 なんでもQ&A

**胆のうや膵臓の病気になってしまい、今後の生活が不安…
そんな皆さんのお悩みにお答えします。**

Q 検診で胆石が見つかりました。もともと、揚げものやこってりしたラーメン、ハンバーガーなどが大好きです。もう二度と食べられないのでしょうか？薬をのんでもダメですか？

A 脂肪の多い食事が胆のうを収縮させ、胆石発作を起こしやすいというだけではなく、高コレステロール血症をきたし、胆石を生成する原因にもなります。そのため、原則的には脂肪を制限した食事が望ましいでしょう。しかし、脂肪の量が問題になるので、まったく食べてはいけないということではありません。一度にたくさんではなく、他のものと一緒に少しずつ食べるのであれば耐えられますか？ どうしても、がっつり食べたいという方であれば、内視鏡的手術などにより胆石をとっておくことをおすすめします。

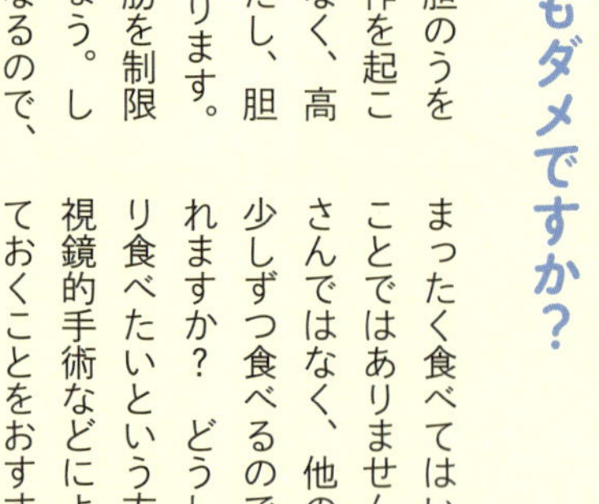

Q 胆石を小さくしたり、薬で溶かすことはできますか？

A 「胆石」とひと言にいっても、いろいろな胆石があります。胆汁酸製剤という薬で溶かすことが期待できるのは、コレステロール結石と診断されたものです。特に浮遊するような軽いものには効果が期待できます。また、胆のうの機能がすでにかなり落ちている場合には、溶かすことができません。これらの判断は、超音波検査やX線検査、CT検査などを組み合わせて行われます。

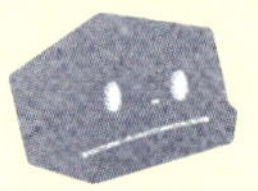

Q 妊娠中に胆石と診断されました。投薬や手術に不安があります…。

A 妊娠中の検診で偶然発見された胆石であれば、それが妊娠中に胆石発作を起こし、手術を必要とする状況になることは極めて低いと考えてよいと思います。ただし、総胆管の出口にある胆石のように、症状を繰り返す胆石では、膵炎などを起こす場合があるので、脂肪を制限した食事で様子をみたり、薬で症状をコントロールします。再発を繰り返せば、妊娠第2期に腹腔鏡で胆のうをとったり、内視鏡的に総胆管の結石をとることもあります。熟練した外科医のもとであれば、安全に手術が行われます。

Q ひどい腹痛と発熱で入院し、総胆管結石と胆管炎と診断されました。今後どんな注意が必要ですか？

A 胆管炎は胆管結石が原因のものが多く、細菌感染が悪化すると敗血症になるなど危険な病気です。ただし、抗菌剤と胆汁を体外や十二指腸へ流れさせる胆道ドレナージ術（胆汁の流れが悪くなって拡張した胆道に管を入れ、体外に胆汁を流し出す処置）で感染が治まり、結石をとり除いてしまえば、再発することは少なく、退院後の制限もあまりありません。炎症が落ち着いただけで、総胆管の結石が残っているのであれば、結石除去術がすすめられます。内視鏡下に総胆管の出口から石を引っ張り出す手術が行われます。

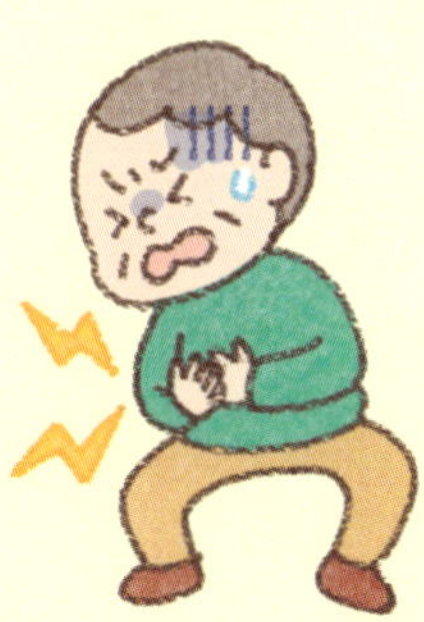

Q 胆石を持っていると胆のうがんになりやすいというのは本当ですか？特にどんな人ががん化しやすいのでしょうか。

A 胆のうがん患者には、胆石を保有していることが多かったとの報告があります。しかし、胆のう内の胆石を持った患者が胆のうがんをより多く発症するという明確な証拠を示したデータはありません。特に、無症状または症状の軽い胆のう結石患者では胆のうがんの発生は極めて少ないことが報告されており、手術ではなく経過観察するだけでよいことがガイドラインでも述べられています。ただし、総胆管の胆石は、急性胆管炎を起こしやすく、重症化もしやすいので、早期に治療することがすすめられます。

Q 急性膵炎で脂質を1日15～20gに制限されています。「3食ともバランスよく」と頭ではわかっていますが、なかなか難しいのが現状です。1日3食のうち、1食に高脂質のものをとって、残りの2食で調整するという方法でもいいのでしょうか？

A 急性膵炎でも重症時や極期には入院していますので、病院から脂肪を制限された食事が出されることと思います。自宅で食事をする機会のある、軽・中等症の膵炎や退院した急性膵炎患者であっても、脂肪の摂取量が多すぎると膵臓が刺激され、再発するおそれがあります。もちろん、バランスのとれた3食が理想的ではあります。しかし、脂肪摂取量が1食あたり10g以下の食事であれば、あまり強い刺激は起こさないようです。したがって、1食10gの範囲内で脂肪を多めにとる食事があっても、よいものと考えられます。

Q 膵炎の再発予防のために、運動など、食生活以外で気をつけるべきことはありますか？

A 膵炎の原因によって、注意すべきことは異なります。胆石が原因のものであれば、胆管（特に総胆管）内の胆石をとり除いておくことがすすめられます。血中カルシウムや脂質が高い人では、食事の注意だけではなく服薬がすすめられる場合もあります。アルコールが原因であれば、断酒することが大切ですし、ヘビースモーカーであれば断煙も必要でしょう。このように、個人個人の病態により注意すべきことが異なってきます。主治医に注意事項を聞いておくとよいでしょう。

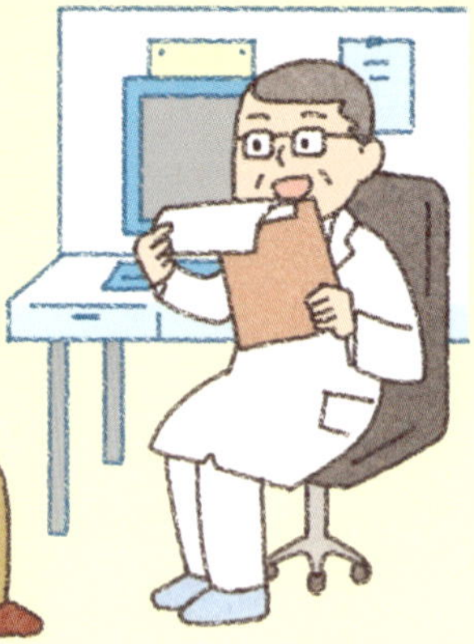

Q 父親を膵臓がんで亡くし、最近同僚も膵臓がんで入院しました。早期発見のためにはどうしたらいいのでしょうか？

A がんの早期発見と治療は、近年長足の進歩を遂げてきました。しかし膵臓がんでは、まだまだ両者が難しいのが現状です。診断には血液検査と画像検査が行われます。血液検査では、腫瘍マーカーを調べる検査がありますが、これらは早期発見に有効とはいえません。超音波検査で、主膵管の拡張やのう胞などの所見で拾い上げることが有効とされますが、ある程度検査を行う人が熟練していないと膵臓の描出自体が困難です。超音波検査で異常があれば、ＣＴスキャンやＭＲＣＰという画像検査を進めることになります。最近、血液中のたんぱく質を重量分析器で分析することによる早期診断が試みられ、よい成績を上げています。今後の臨床応用が望まれます。

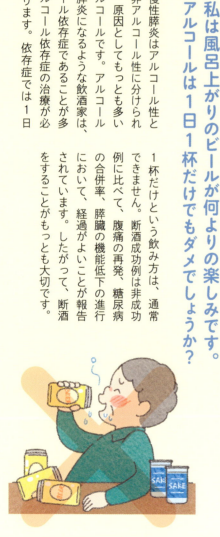

Q 慢性膵炎で断酒を強くすすめられましたが、私は風呂上がりのビールが何よりの楽しみです。アルコールは１日１杯だけでもダメでしょうか？

A 慢性膵炎はアルコール性と非アルコール性に分けられますが、原因としてもっとも多いのはアルコールです。アルコール性慢性膵炎になるような飲酒家は、アルコール依存症であることが多く、アルコール依存症の治療が必要となります。依存症では１日１杯だけという飲み方は、通常できません。断酒成功例は非成功例に比べて、腹痛の再発、糖尿病の合併率、膵臓の機能低下の進行において、経過がよいことが報告されています。したがって、断酒をすることがもっとも大切です。

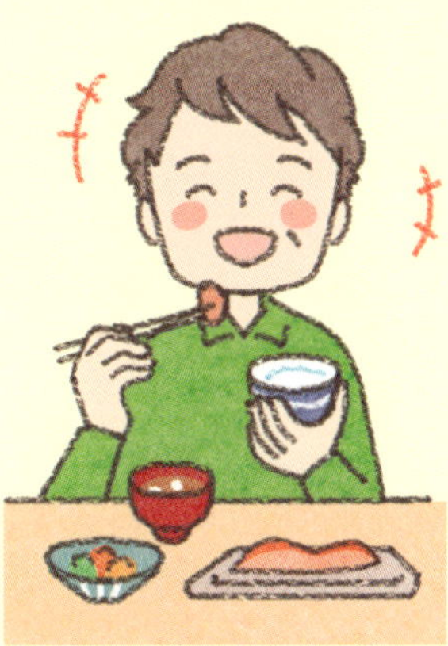

Q 慢性膵炎ですが、消化のよいものを食べなさいといわれています。どのようなものがよく、どのようなものが悪いのでしょうか。

A 一般に膵炎には消化のよい食事を、とよくいわれます。慢性膵炎では、胃の中に滞りにくい食事と解釈してよいでしょう。胃の中に滞る食べ物は、胃酸の分泌を促します。胃からの消化物が送り出されると十二指腸内のｐＨ（ペーハー：酸性、アルカリ性の程度を表す単位）が低下し、膵臓から酸を中和する重炭酸塩の分泌が刺激されます。このことが膵臓の炎症を悪化させる可能性があるのです。また、脂質の多い食事は胃に滞りやすいだけではなく、慢性膵炎では脂肪分解酵素も少なくなっているため、下痢をしやすくなります。

Q 慢性膵炎では、油・脂はすべてダメなのでしょうか？ ｎ-３系脂肪酸には炎症を抑える作用があるといわれますが、それらもとらないほうがいいですか？

A 慢性膵炎では、昔ほど厳しい脂肪制限が指導されなくなってきています。病期に応じて脂肪の制限量は緩和されます（→Ｐ18の表を参照）。なかでも、ｎ-３系脂肪酸を投与することは、急性膵炎で入院した患者の死亡率を下げたり、感染合併症を減らしたり、入院期間を減らすなど、有効であることが明らかになってきています。特に血中脂質が高いことが原因の膵炎患者では、血中脂質を下げる効果が期待でき、炎症を抑える作用も期待されます。１日にとれる脂質の範囲内で、ｎ-３系脂肪酸を多めにとるようにするといいでしょう。

Q 消化管で消化されない食物繊維はとらないほうがよいですか？

A 食物繊維は、人の消化酵素によって消化されない難消化性成分の総称です。消化管の中で分解・吸収されませんが、胆のうや膵臓に負担をかけるわけではありません。食物繊維を多くとると腸の運動が活発になります。これは便秘の解消につながりますし、コレステロールを下げる効果も期待され、胆石の予防に役立ちます。食物繊維はブロッコリーやほうれん草などの野菜、昆布やわかめなどの海藻、バナナやりんご、いちごなどの果物に多く含まれます。意識的にとるようにしましょう。

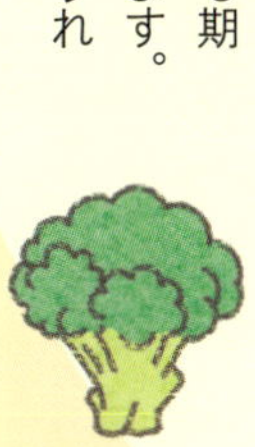
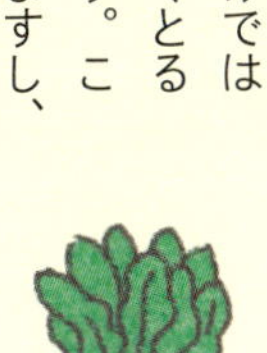

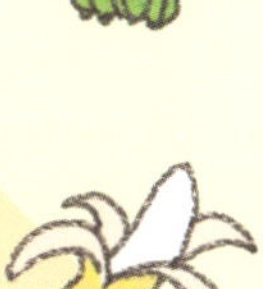

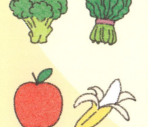

栄養成分値一覧

・文部科学省『日本食品標準成分表2015年版（七訂）』にもとづいて算出しています。
　同書に記載のない食品は、それに近い食品（代用品）の数値で算出しました。
・栄養成分値は1人分（1回分）あたりの値です。
・市販品はメーカーから公表された成分値のみ合計しています。

肉のおかず

料理名	掲載（ページ）	エネルギー（kcal）	たんぱく質（g）	脂質（g）	コレステロール（mg）	炭水化物（g）	食物繊維総量（g）	カリウム（mg）	カルシウム（mg）	鉄（mg）	亜鉛（mg）	ビタミンA（レチノール活性当量）（μg）	ビタミンB_1（mg）	ビタミンB_2（mg）	ビタミンC（mg）	食塩相当量（g）
トマトのひき肉詰め煮	20	125	12.7	3.3	33	12.4	2.8	701	39	1.3	1.4	129	0.59	0.17	40	0.3
肉だんごと白菜の中華風煮込み	22	106	12.7	3.2	33	7.0	2.6	571	74	1.0	1.5	83	0.53	0.17	30	0.8
牛しゃぶ和風サラダ	23	141	13.9	6.1	40	7.3	2.4	497	99	2.0	3.1	154	0.11	0.20	27	0.6
ささみの串焼きタンドリー風	24	106	20.1	0.8	54	4.2	1.5	527	46	0.7	0.7	156	0.13	0.17	11	0.5
ささみの酢豚風	25	184	21.3	1.0	54	22.0	2.4	976	37	0.9	1.0	87	0.22	0.17	40	0.4
豚肉とピーマンの山椒炒め	26	129	17.5	3.9	45	5.4	1.7	482	16	1.0	1.8	34	1.02	0.24	68	0.4
豚ヒレ肉のソテーマスタードソース	27	223	24.4	7.2	60	11.4	1.5	611	42	1.5	2.6	144	1.41	0.28	9	1.0

魚のおかず

料理名	掲載（ページ）	エネルギー（kcal）	たんぱく質（g）	脂質（g）	コレステロール（mg）	炭水化物（g）	食物繊維総量（g）	カリウム（mg）	カルシウム（mg）	鉄（mg）	亜鉛（mg）	ビタミンA（レチノール活性当量）（μg）	ビタミンB_1（mg）	ビタミンB_2（mg）	ビタミンC（mg）	食塩相当量（g）
キスの焼き南蛮漬け	28	111	18.5	0.4	79	9.4	2.6	560	34	0.4	0.8	73	0.16	0.15	11	0.5
アジのタルタルエスニック風	30	79	10.6	2.3	34	3.6	1.0	350	47	0.5	0.7	23	0.10	0.09	11	0.5
えびの焼き春巻き	31	123	15.5	0.4	113	13.8	1.5	439	66	0.6	1.3	21	0.11	0.05	25	0.4
ホタテ貝柱と長いものカレースープ煮	32	138	19.0	0.5	35	14.3	1.4	754	32	0.6	1.8	75	0.09	0.10	8	0.7
カレイのトマト蒸し煮	33	116	17.5	2.2	57	7.2	2.0	630	52	0.6	1.0	45	0.10	0.38	19	0.5
タラのグラタン	34	145	21.3	0.4	60	13.3	4.6	868	86	1.0	1.3	18	0.19	0.22	74	0.8
カジキのパン粉焼き	35	167	17.3	6.6	58	9.1	1.4	541	17	0.8	0.8	79	0.11	0.12	15	0.5

料理名	掲載 (ページ)	エネルギー (kcal)	たんぱく質 (g)	脂質 (g)	コレステロール (mg)	炭水化物 (g)	食物繊維総量 (g)	カリウム (mg)	カルシウム (mg)	鉄 (mg)	亜鉛 (mg)	ビタミンA (レチノール活性当量) (μg)	ビタミン B_1 (mg)	ビタミン B_2 (mg)	ビタミンC (mg)	食塩相当量 (g)
タイのみそ煮	36	199	15.9	6.6	41	18.5	4.0	936	52	1.5	0.9	148	0.35	0.22	26	1.0
サケの薬味おろし蒸し	37	148	20.6	3.5	47	7.7	4.8	812	298	3.7	0.8	352	0.23	0.35	66	0.5
野菜の小さなおかず																
ブロッコリーのじゃこ炒め	38	37	2.9	1.3	5	4.8	2.6	222	28	0.6	0.4	36	0.08	0.10	62	0.3
ごぼうの梅煮	39	37	1.2	0.1	0	8.2	2.4	201	23	0.4	0.3	0	0.03	0.03	1	0.6
れんこんの含め煮	40	50	1.6	0.1	0	11.1	1.2	336	16	0.4	0.2	2	0.07	0.02	29	0.4
焼きなすとアスパラのおろしあえ	41	58	2.4	0.3	1	12.4	4.0	561	50	0.8	0.5	19	0.12	0.11	22	0.3
小松菜ともやしのからしあえ	41	23	1.8	0.3	0	3.8	1.4	254	75	1.3	0.3	104	0.06	0.08	20	0.6
いんげんのトマト煮	42	45	2.0	0.2	1	10.2	2.7	359	41	0.7	0.3	48	0.08	0.08	13	0.2
キャベツのコールスロー風	43	62	4.4	0.4	3	11.3	2.0	361	152	0.5	0.5	24	0.07	0.16	41	0.6
にんじんのヨーグルトサラダ	43	41	2.5	0.2	2	7.8	1.2	234	84	0.1	0.3	347	0.06	0.12	6	0.3
ピーマンとまいたけの酢みそあえ	44	39	2.3	0.8	0	7.4	2.8	202	14	0.6	0.5	13	0.05	0.10	30	1.1
山いもときゅうり、グレープフルーツのあえもの	45	65	2.0	0.2	0	14.6	1.2	365	27	0.3	0.3	11	0.10	0.04	27	1.1
もずくとセロリ、キウイの酢のもの	45	26	0.6	0.1	0	6.0	1.7	222	28	0.2	0.1	8	0.02	0.04	23	0.4
ほうれん草とえのきのおかかあえ	46	26	3.3	0.3	4	3.9	2.2	440	26	1.4	0.5	175	0.11	0.15	18	0.3
大根ときゅうりのなます	46	23	0.7	0.2	0	4.7	1.2	216	26	0.3	0.2	14	0.03	0.02	13	0.8
かぼちゃとツナのサラダ	47	90	4.8	0.4	7	17.5	2.9	415	16	0.6	0.4	250	0.06	0.08	37	0.5
トマトサラダ	47	41	1.1	0.1	0	9.1	1.6	290	14	0.3	0.2	54	0.07	0.03	20	0.3
豆腐・卵のおかず																
マーボー豆腐	48	112	8.2	4.4	0	11.0	2.4	492	113	1.2	0.9	115	0.15	0.10	7	0.6

料理名	掲載 (ページ)	エネルギー (kcal)	たんぱく質 (g)	脂質 (g)	コレステロール (mg)	炭水化物 (g)	食物繊維総量 (g)	カリウム (mg)	カルシウム (mg)	鉄 (mg)	亜鉛 (mg)	ビタミンA (レチノール活性当量) (µg)	ビタミンB_1 (mg)	ビタミンB_2 (mg)	ビタミンC (mg)	食塩相当量 (g)

豆腐・卵のおかず

料理名	掲載	エネルギー	たんぱく質	脂質	コレステロール	炭水化物	食物繊維総量	カリウム	カルシウム	鉄	亜鉛	ビタミンA	ビタミンB_1	ビタミンB_2	ビタミンC	食塩相当量
豆腐のトマト煮	49	192	12.5	8.7	0	16.0	2.9	486	152	2.0	1.1	48	0.18	0.10	20	0.7
豆腐田楽	49	102	8.2	4.6	0	7.2	2.1	351	108	1.5	0.9	10	0.11	0.07	7	0.9
カキとごぼうの卵とじ	50	154	12.7	6.3	251	11.0	1.8	415	124	2.7	11.4	148	0.10	0.38	12	1.8
平焼きオムレツ	51	106	7.7	6.4	210	4.7	2.4	481	72	1.8	0.9	250	0.09	0.32	46	1.6
中華風茶碗蒸し	51	81	9.2	3.5	120	2.0	0.4	239	22	0.7	0.9	39	0.36	0.19	2	0.3

あったか鍋・スープ

料理名	掲載	エネルギー	たんぱく質	脂質	コレステロール	炭水化物	食物繊維総量	カリウム	カルシウム	鉄	亜鉛	ビタミンA	ビタミンB_1	ビタミンB_2	ビタミンC	食塩相当量
ねぎま鍋	52	130	20.3	0.2	44	12.2	3.4	782	109	2.5	0.8	45	0.12	0.15	31	1.1
れんこん入り鶏だんごのみぞれ鍋	53	168	21.1	1.0	51	19.6	5.5	1354	144	1.4	1.2	30	0.21	0.20	70	1.4
ボルシチ風スープ	54	141	13.3	5.3	35	10.4	2.2	586	84	1.0	2.7	157	0.13	0.21	28	0.5
かぼちゃとトマトの冷製スープ	55	84	2.1	0.3	0	18.6	3.4	530	24	0.7	0.3	221	0.11	0.07	42	0.3
春菊とさつまいもの豆乳スープ	56	82	4.3	1.8	0	12.8	2.5	516	84	1.9	0.4	191	0.11	0.11	16	0.4
白菜とサケ缶のスープ	56	82	9.5	3.5	26	3.0	1.0	377	113	0.4	0.5	6	0.10	0.09	14	0.6
とろろ汁	57	59	6.0	0.4	10	9.5	2.7	464	41	0.6	0.5	18	0.11	0.10	6	0.6
中華風卵スープ	57	47	2.6	1.4	53	6.9	1.1	253	20	0.7	0.3	55	0.06	0.10	14	0.8

ごはん・麺・パン

料理名	掲載	エネルギー	たんぱく質	脂質	コレステロール	炭水化物	食物繊維総量	カリウム	カルシウム	鉄	亜鉛	ビタミンA	ビタミンB_1	ビタミンB_2	ビタミンC	食塩相当量
サケとクレソンのチャーハン	58	347	15.8	4.5	30	56.9	1.5	355	56	0.9	1.2	98	0.15	0.2	11	0.6
里いもとタイの雑穀おかゆ	60	245	9.6	3.1	17	42.9	1.7	455	13	0.8	1.0	3	0.18	0.04	3	0.3
野菜たっぷり牛丼	61	398	16.3	5.5	34	67.9	3.1	552	41	1.3	3.6	26	0.13	0.20	40	1.1
ひよこ豆とトマトのリゾット	62	262	7.4	1.4	0	53.9	6.1	524	35	1.0	1.5	27	0.14	0.09	12	0.5

料理名	掲載（ページ）	エネルギー（kcal）	たんぱく質（g）	脂質（g）	コレステロール（mg）	炭水化物（g）	食物繊維総量（g）	カリウム（mg）	カルシウム（mg）	鉄（mg）	亜鉛（mg）	ビタミンA（レチノール活性当量）（μg）	ビタミンB1（mg）	ビタミンB2（mg）	ビタミンC（mg）	食塩相当量（g）
焼きサバの混ぜずし	63	387	14.4	8.9	31	57.3	1.1	269	21	0.9	1.6	50	0.15	0.19	2	0.1
あさりと長ねぎの煮込みうどん	64	282	11.3	1.3	19	54.0	3.7	334	75	6.7	1.2	16	0.11	0.10	13	1.4
蒸し鶏とレタスの汁ビーフン	65	235	15.4	1.6	36	34.8	0.9	401	23	0.6	0.7	15	0.11	0.10	4	0.9
チンゲン菜と豚肉のあんかけ焼きそば	66	469	26.8	5.8	44	73.4	4.6	847	124	2.4	2.3	172	1.05	0.29	25	1.3
つけ麺風カレーうどん	67	346	16.5	5.9	34	54.1	2.9	436	26	1.4	2.7	106	0.13	0.15	18	1.2
野菜たっぷりナポリタン	67	320	10.4	1.4	1	66.0	6.1	865	56	2.0	1.5	99	0.27	0.16	67	1.0
もずくと納豆のチヂミ	68	186	9.1	6.0	105	23.1	3.2	325	66	1.8	0.9	68	0.08	0.27	4	1.8
ツナチーズトースト	69	204	12.7	5.8	11	26.6	1.8	223	110	0.6	0.7	17	0.06	0.09	5	1.4

ノンオイルのたれ・ソース

料理名	掲載（ページ）	エネルギー（kcal）	たんぱく質（g）	脂質（g）	コレステロール（mg）	炭水化物（g）	食物繊維総量（g）	カリウム（mg）	カルシウム（mg）	鉄（mg）	亜鉛（mg）	ビタミンA（レチノール活性当量）（μg）	ビタミンB1（mg）	ビタミンB2（mg）	ビタミンC（mg）	食塩相当量（g）
豆腐のタルタルソース	70	24	1.9	1.3	29	1.1	0.2	55	18	0.3	0.2	14	0.03	0.04	1	0.3
トマトサルサソース	70	9	0.3	0	0	2.2	0.4	72	4	0.1	0	12	0.02	0.01	8	0.3
ねぎ塩レモンだれ	70	6	0.2	0	0	1.5	0.3	32	4	0	0	1	0.01	0.01	5	0.3
バジルパセリソース	71	8	0.4	0.1	0	1.9	0.6	96	16	0.3	0.1	36	0.02	0.02	6	0.3
チーズドレッシング	71	16	1.1	0.3	1	2.3	0.1	56	5	0.1	0.1	2	0.01	0.01	5	0.3
ごまだれ	71	29	1.3	1.8	0	2.0	0.4	50	33	0.5	0.2	0	0.02	0.01	0	0.1

かんたんデザート

料理名	掲載（ページ）	エネルギー（kcal）	たんぱく質（g）	脂質（g）	コレステロール（mg）	炭水化物（g）	食物繊維総量（g）	カリウム（mg）	カルシウム（mg）	鉄（mg）	亜鉛（mg）	ビタミンA（レチノール活性当量）（μg）	ビタミンB1（mg）	ビタミンB2（mg）	ビタミンC（mg）	食塩相当量（g）
コーヒーババロア	72	73	4.3	0.8	5	12.6	0	202	103	0.1	0.3	10	0.03	0.14	0	0.1
ブルーベリーチーズケーキ風	73	34	3.4	0.2	2	5.0	0.5	103	72	0	0.2	2	0.03	0.09	3	0.1
紅茶風味のアイスクリーム	74	54	1.6	0.3	2	11.4	0.4	167	40	0.2	0.2	4	0.04	0.06	2	0
かぼちゃとグレープフルーツのシャーベット	75	39	0.5	0.1	0	9.7	0.7	113	6	0.1	0.1	62	0.03	0.02	17	0

脂質量別INDEX

＊1人分の脂質量で記載しています。

ほうれん草とえのきのおかかあえ……46
大根ときゅうりのなます……46
かぼちゃとツナのサラダ……47
トマトサラダ……47
ねぎま鍋……52
かぼちゃとトマトの冷製スープ……55
とろろ汁……57
バジルパセリソース……71
チーズドレッシング……71
コーヒーババロア……72
ブルーベリーチーズケーキ風……73
紅茶風味のアイスクリーム……74
かぼちゃとグレープフルーツのシャーベット……75

1g以上 3g未満

ささみの酢豚風……25
アジのタルタル エスニック風……30
カレイのトマト蒸し煮……33
ブロッコリーのじゃこ炒め……38
れんこん入り鶏だんごのみぞれ鍋……53
春菊とさつまいもの豆乳スープ……56

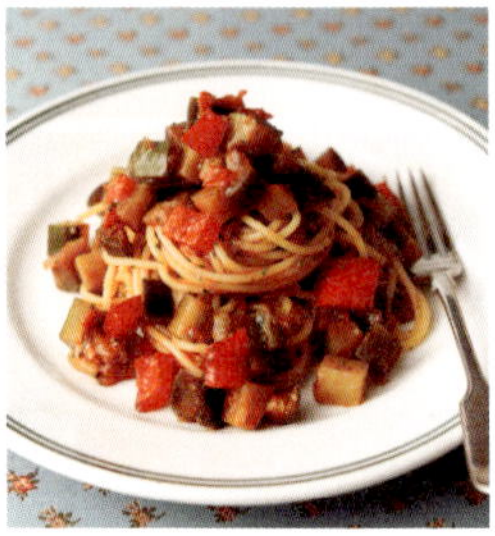

野菜たっぷりナポリタン
(脂質1.4g)

0g

トマトサルサソース……70
ねぎ塩レモンだれ……70

1g未満

ささみの串焼き タンドリー風……24
キスの焼き南蛮漬け……28
えびの焼き春巻き……31
ホタテ貝柱と長いものカレースープ煮……32
タラのグラタン……34
ごぼうの梅煮……39
れんこんの含め煮……40
焼きなすとアスパラのおろしあえ……41
小松菜ともやしのからしあえ……41
いんげんのトマト煮……42

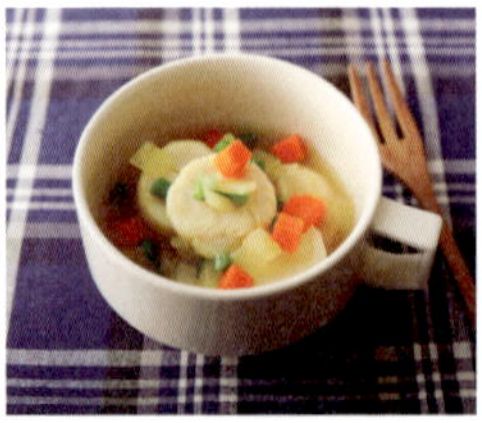

ホタテ貝柱と長いもの
カレースープ煮(脂質0.5g)

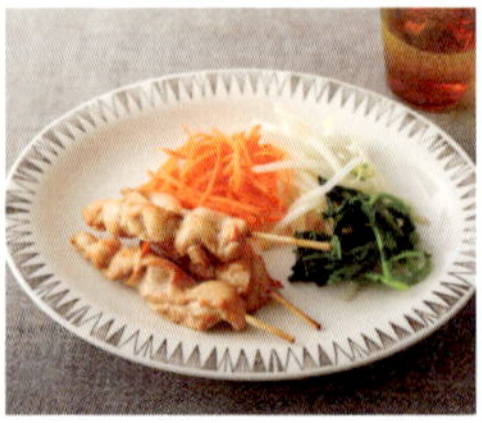

ささみの串焼き タンドリー風
(脂質0.8g)

キャベツのコールスロー風……43
にんじんのヨーグルトサラダ……43
ピーマンとまいたけの酢みそあえ……44
山いもときゅうり、グレープフルーツのあえもの……45
もずくとセロリ、キウイの酢のもの……45

5g以上 7g未満

牛しゃぶ和風サラダ …… 23
カジキのパン粉焼き …… 35
タイのみそ煮 …… 36
カキとごぼうの卵とじ …… 50
平焼きオムレツ …… 51
ボルシチ風スープ …… 54
野菜たっぷり牛丼 …… 61
チンゲン菜と豚肉のあんかけ焼きそば …… 66
つけ麺風カレーうどん …… 67
もずくと納豆のチヂミ …… 68
ツナチーズトースト …… 69

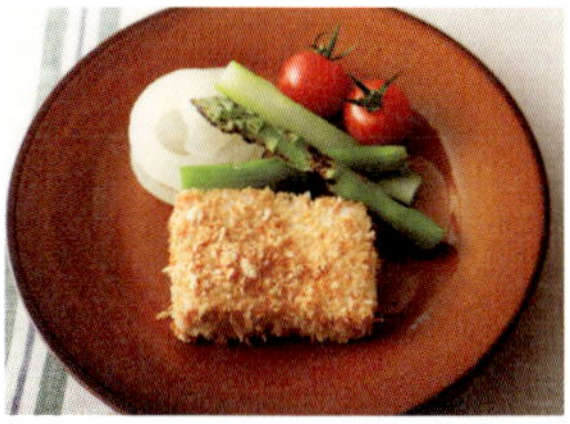

カジキのパン粉焼き
(脂質6.6g)

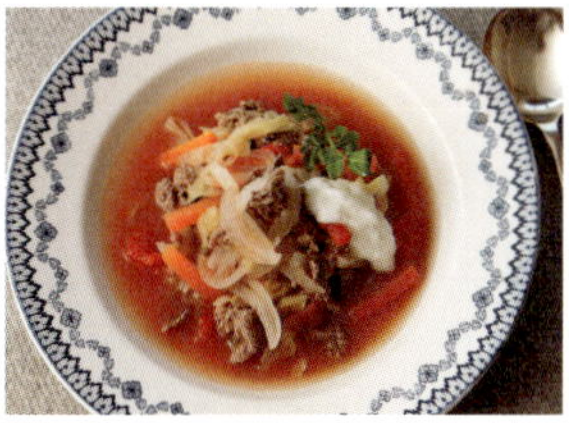

ボルシチ風スープ
(脂質5.3g)

7g以上 9g未満

豚ヒレ肉のソテー マスタードソース …… 27
豆腐のトマト煮 …… 49
焼きサバの混ぜずし …… 63
中華風卵スープ …… 57
ひよこ豆とトマトのリゾット …… 62
あさりと長ねぎの煮込みうどん …… 64
蒸し鶏とレタスの汁ビーフン …… 65
野菜たっぷりナポリタン …… 67
豆腐のタルタルソース …… 70
ごまだれ …… 71

3g以上 5g未満

トマトのひき肉詰め煮 …… 20
肉だんごと白菜の中華風煮込み …… 22

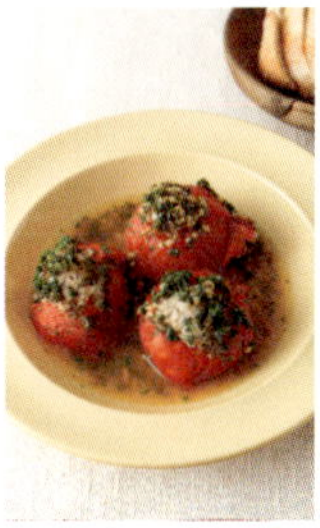

トマトのひき肉詰め煮
(脂質3.3g)

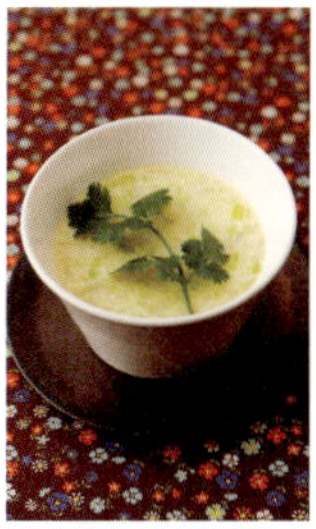

中華風茶碗蒸し
(脂質3.5g)

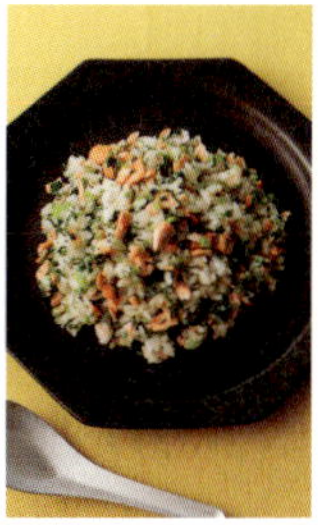

サケとクレソンの
チャーハン
(脂質4.5g)

豚肉とピーマンの山椒炒め …… 26
サケの薬味おろし蒸し …… 37
マーボー豆腐 …… 48
豆腐田楽 …… 49
中華風茶碗蒸し …… 51
白菜とサケ缶のスープ …… 56
サケとクレソンのチャーハン …… 58
里いもとタイの雑穀おかゆ …… 60

著者プロフィール

◆病態監修

加藤眞三（かとう・しんぞう）

医学博士。慶應義塾大学名誉教授、エムオーエー高輪クリニック院長、内科医。1980年慶應義塾大学医学部卒業後、同大学院医学研究科を修了、ニューヨーク市立大学 マウントサイナイ医学部研究員、東京都立広尾病院内科医長、慶應義塾大学医学部・内科学専任講師、同大学看護医療学部教授を経て、現職。専門分野は健康科学、病態科学。特に消化器内科、肝臓病を専門とする。主な著書に『胆石・胆のう炎・膵炎の安心ごはん』『慢性肝炎・肝硬変の安心ごはん』『脂肪肝・NASH・アルコール性肝炎の安心ごはん』（ともに女子栄養大学出版部）、『患者の生き方：よりよい医療と人生の「患者学」のすすめ』（春秋社）など多数。近著に『肝臓専門医が教える病気になる飲み方、ならない飲み方』（ビジネス社）。

◆栄養指導

大木いづみ（おおき・いづみ）

慶應義塾大学病院食養管理室 室長代理
管理栄養士

◆料理

検見﨑聡美（けんみざき・さとみ）

料理研究家・管理栄養士

STAFF

本文デザイン　門松清香
カバーデザイン　鈴木住枝（Concent,inc）
写真　澤木央子
スタイリング　浜田恵子
取材　久保木 薫
イラスト（P8〜13、18、86〜89）　渡邉美里
校閲　滄流社
調理アシスタント　大木詩子
撮影協力　UTUWA（電話03-6447-0070）

食事療法おいしく続けるシリーズ
おかずレパートリー
胆石・胆のう炎・膵炎

2017年５月９日　初版第1刷発行
2024年11月30日　初版第5刷発行

著　者　加藤眞三、大木いづみ、検見﨑聡美
発行者　香川明夫
発行所　女子栄養大学出版部
〒170-8481　東京都豊島区駒込3-24-3
電話　03-3918-5411（営業）
03-3918-5301（編集）
ホームページ　https://eiyo21.com/
印刷所　TOPPANクロレ株式会社

ISBN978-4-7895-1862-8